24.10.24 0,50.-

(Tipps und Tricks)

Reihenherausgeber:
Hansjürgen Piechota, Michael Waldner, Stephan Roth

Christof Schmid

Tipps und Tricks für den Herz- und Thoraxchirurgen

Problemlösungen von A bis Z

unter Mitarbeit von D. Stockhausen

Mit 92 Abbildungen und 4 Tabellen

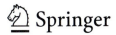

Prof. Dr. med. CHRISTOF SCHMID
Klinik und Poliklinik für Thorax-,
Herz- und Gefäßchirurgie
Universitätsklinikum Münster
Albert-Schweitzer-Str. 33
48129 Münster

Dr. med. DIETRICH STOCKHAUSEN
Clemenshospital
Thoraxchirurgische Klinik
Düesbergweg 124
48153 Münster

ISBN 3-540-21441-0 Springer Berlin Heidelberg New York

Bibliografische Information Der Deutschen Bibliothek
Die Deutsche Bibliothek verzeichnet diese Publikation in der Deutschen Nationalbibliografie;
detaillierte bibliografische Daten sind im Internet über <http://dnb.ddb.de> abrufbar.

Dieses Werk ist urheberrechtlich geschützt. Die dadurch begründeten Rechte, insbesondere die der Übersetzung, des Nachdrucks, des Vortrags, der Entnahme von Abbildungen und Tabellen, der Funksendung, der Mikroverfilmung oder der Vervielfältigung auf anderen Wegen und der Speicherung in Datenverarbeitungsanlagen, bleiben, auch bei nur auszugsweiser Verwertung, vorbehalten. Eine Vervielfältigung dieses Werkes oder von Teilen dieses Werkes ist auch im Einzelfall nur in den Grenzen der gesetzlichen Bestimmungen des Urheberrechtsgesetzes der Bundesrepublik Deutschland vom 9. September 1965 in der jeweils geltenden Fassung zulässig. Sie ist grundsätzlich vergütungspflichtig. Zuwiderhandlungen unterliegen den Strafbestimmungen des Urheberrechtsgesetzes.

Springer ist ein Unternehmen von Springer Science+Business Media

springer.de

© Springer-Verlag Berlin Heidelberg 2005
Printed in Germany

Die Wiedergabe von Gebrauchsnamen, Handelsnamen, Warenbezeichnungen usw. in diesem Werk berechtigt auch ohne besondere Kennzeichnung nicht zu der Annahme, dass solche Namen im Sinne der Warenzeichen- und Markenschutz-Gesetzgebung als frei zu betrachten wären und daher von jedermann benutzt werden dürften.

Produkthaftung: Für Angaben über Dosierungsanweisungen und Applikationsformen kann vom Verlag keine Gewähr übernommen werden. Derartige Angaben müssen vom jeweiligen Anwender im Einzelfall anhand anderer Literaturstellen auf ihre Richtigkeit überprüft werden.

Planung: Dr. Thomas Mager, Heidelberg
Redaktion: Dr. Sylvia Blago, Heidelberg
Herstellung: PRO EDIT GmbH, Heidelberg
Umschlaggestaltung: deblik, Berlin
Satz: K + V Fotosatz GmbH, Beerfelden

Gedruckt auf säurefreiem Papier   14/3150Di-5 4 3 2 1 0

Vorwort

Herzthoraxchirurgische Operationen sind heutzutage weitgehend standardisiert. Wie in anderen Bereichen auch ist jedoch ein Operationserfolg nicht immer nur durch ein einheitliches Vorgehen zu erreichen. In schwierigen Situationen ist neben Improvisation und Können auch das Wissen um operationstechnische Alternativen wichtig. Sicherlich ist Erfahrung der wesentliche Faktor, wenn es darum geht, dass Chirurgen in Problemfällen zu Recht kommen. Allerdings wird Erfahrung zumeist nur in der gegebenen Situation und nur selten systematisch weitergegeben.

Mit diesem Buch haben die Autoren praktische Erfahrungen zusammengetragen, um diese an interessierte jüngere und schon erfahrenere Kollegen weiterzugeben. Die dargestellten Techniken sind allesamt klinisch erprobt und größtenteils publiziert. Daneben fließt auch reichlich eigene Erfahrung ein.

Die Reihe „Tipps und Tricks" wurde von Urologen ins Leben gerufen und auch schon in anderen medizinischen Disziplinen weitergeführt. Da ein entsprechendes Werk für die Herzthoraxchirurgie nicht verfügbar ist, wurde der Bitte um Erweiterung der Buchreihe gerne entsprochen. Sicherlich kann man bei dem einen oder anderen Tipp anderer Meinung sein, denn in der Chirurgie führen bekanntlich häufig mehrere Wege nach Rom. Aus diesem Grunde sind eine konstruktive Kritik oder auch gute bislang im Buch nicht enthaltene Tipps sehr willkommen, und werden gerne in die nächste Auflage übernommen.

Münster, Juli 2004   Prof. Dr. Christof Schmid

Benutzerhinweise

Was soll *das Buch leisten?*

Das Buch soll spezielle, praxisrelevante Problemlösungen *„Tipps & Tricks"* vermitteln, die oft unbekannt oder in Vergessenheit geraten sind. Diese sollen die bekannten diagnostischen und therapeutischen *Standards ergänzen* und *Alternativen aufzeigen*. Alle „Tipps & Tricks" wurden in anerkannten nationalen und internationalen Fachzeitschriften publiziert und damit auf ihren *Wert und ihre Praxistauglichkeit geprüft*.

Die Vermittlung und Anwendbarkeit dieses Spezialwissens wird durch eine *klare thematische, inhaltliche und graphische Gliederung* erleichtert. *Knapp gefasste Texte* sowie zahlreiche *Illustrationen* fördern das Verständnis. Die *alphabetische Aufführung* der „Tipps & Tricks" *nach Stichworttiteln*, ein detaillierter *Index* und *Querverweise* helfen beim Auffinden der gewünschten Information. Ausführliche *Quellenangaben* ermöglichen Interessierten das Nachlesen in den relevanten Originalarbeiten.

Das Buch soll Berufsanfängern und Assistenzärzten eine Ergänzung zu dem vom jeweiligen Ausbilder vermittelten Standardwissen sein und so die fachärztliche *Ausbildung* unterstützen. Es soll ferner der *Weiterbildung* von berufserfahrenen Kollegen und Fachärzten dienen, die keine ausreichende Möglichkeiten haben, das Spektrum ihrer diagnostischen und therapeutischen Kenntnisse durch entsprechendes Literaturstudium, durch Fortbildungen oder Hospitationen zu erweitern. Es soll außerdem in Klinik und Praxis als schnelle Nachschlagemöglichkeit zu erprobten und alltagsrelevanten *Problemlösungen* beitragen.

Was soll *das Buch* nicht *leisten?*

Das Buch soll weder ein *differenzialdiagnostisches Lehrbuch* sein, noch will es in Konkurrenz zu anderen chirurgischen *Standardwerken* treten. Es ist auch keine *Operationslehre* im klassischen Sinne.

Was kann *das Buch* nicht *leisten?*

Das Buch beinhaltet die nach subjektiven Kriterien der Autoren zusammengestellten und überarbeiteten „Tipps & Tricks" für Herz- und Thoraxchirurgen. Damit umfasst es das gesamte weite Spektrum aller diagnostischen und therapeutischen sowie operativen und konservativen Möglichkeiten, die unser vermeintlich kleines Fach so vielseitig, interessant und unverzichtbar machen. Dennoch kann und will diese Sammlung *keinen Anspruch auf Vollständigkeit* erheben, da bisher *fast ausschließlich publizierte „Tipps & Tricks"* aufgenommen werden konnten. Niemand weiß, wie viel wichtige und möglicherweise noch viel hilfreichere „Tipps & Tricks" im *Erfahrungsschatz* und in den Köpfen *unserer in Klinik und Praxis tätigen Kollegen* schlummern! Deswegen ist es den Autoren ein besonderes Anliegen, die praxiserfahrenen Leser dieses Buches auf diesem Wege aufzufordern:

Bitte, teilen Sie sich mit!

Gestalten sie eine nächste Ausgabe dieses Buches mit, indem Sie es durch Ihre *persönlichen Erfahrungen und Fertigkeiten* bereichern. Nutzen Sie dieses Podium und bewahren Sie Kollegen und vor allem Patienten vor frustranen Behandlungsversuchen und selbsterfahrener Verzweiflung, indem Sie uns Ihre *„eigenen" Tipps & Tricks" mitteilen!* Wir würden uns sehr freuen, wenn Sie diesem Aufruf folgen könnten.

Korrespondenzadresse: Prof. Dr. med. Christof Schmid
Klinik und Poliklinik für Thorax-,
Herz- und Gefäßchirurgie
Universitätsklinikum Münster
Albert-Schweitzer-Str. 33
48129 Münster
E-Mail: Christof.Schmid@ukmuenster.de

Reihenherausgeber

Priv.-Doz. Dr. med. Hansjürgen Piechota
Klinik und Poliklinik für Urologie
Westfälische Wilhelms-Universität Münster
Albert-Schweitzer-Str. 33
48129 Münster

Prof. Dr. med. Stephan Roth
Klinik für Urologie und Kinderurologie
Klinikum Wuppertal GmbH
Heusnerstr. 40
42283 Wuppertal

Dr. med. Michael Waldner
Klinik für Urologie Und Kinderurologie
Klinikum Wuppertal GmbH
Heusnerstr. 40
42283 Wuppertal

Inhaltsverzeichnis

Tipps und Tricks von A bis Z 1
Bildnachweis 209
Stichwortverzeichnis 217

Alfieri-Plastik, transaortal

Ziel
Simple Mitralrekonstruktionstechnik bei ausgeprägter zentraler Mitralinsuffizienz (insbesondere bei simultanem Aortenklappenersatz).

Problem

Für multimorbide Patienten mit einem Mitralvitium und einem verkalkten Klappenanulus ist ein Mitralklappenersatz mit einem bedeutsamen Risiko verbunden. Liegt zusätzlich noch ein Aortenvitium vor, ist zwar der Aortenklappenersatz zumeist relativ problemlos durchzuführen, der Mitral- bzw. Doppelklappenersatz ist jedoch noch komplikationsträchtiger. Durch eine einfache und schnelle Mitralrekonstruktion kann das Risiko des (Zweiklappen)-Eingriffs gemindert werden.

Lösung und Alternativen

Die Alfieri-Plastik ist die einfachste Möglichkeit einer Mitralklappenrekonstruktion bei einer zentralen Mitralklappeninsuffizienz. Sie lässt sich über jeden Mitralzugang durchführen. Besonders einfach ist der Eingriff bei einem begleitenden Aortenklappenersatz.

Über einen Standardzugang wird zunächst die Aortenklappe aufgesucht. Ist sie intakt, werden die Taschensegel vorsichtig nach oben geklappt, damit sie der Aortenwand anliegen. Bei pathologisch veränderter Aortenklappe wird diese entfernt und der Anulus debridiert. Transaortal wird nun die Mitte des Klappenrands des anterioren Mitralsegels identifiziert und mit einem Nervenhaken retrahiert, so dass das posteriore Segel sichtbar wird. Am posterioren Segel wird die korrespondierende Mitte aufgesucht und mit einem Nervenhaken angehoben. Hilfreich bei der Identifizierung der Klappenmitte ist jeweils der Verlauf der Chordae zu den beiden Papillarmuskeln. Die beiden Klappensegel werden nun etwa 5 mm vom Klappenrand entfernt mit einer (perikard)verstärkten 4-0-Matratzennaht vereinigt. Anschließend wird der Aortenklappenersatz – sofern notwendig – in herkömmlicher Weise weitergeführt und vollendet.

Alfieri-Plastik, transaortal

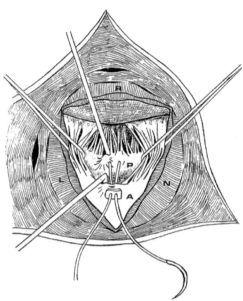

Abb. 1. Transaortale Alfieri-Plastik (A = anteriores Mitralsegel, P = posteriores Mitralsegel, L/R/N = linker/rechter/nonkoronarer Sinus)

Weiterführende Tipps

→ Mitralklappenanulus; → posteriore Verstärkung; → Mitralklappenzugang; → Doppelklappenerweiterungsplastik.

Literatur

Källner G, Linden J van der, Hadjinikolaou L et al (2001) Transaortic approach for the Alfieri stitch. Ann Thorac Surg 71:378–380

Maisano F, Torracca L, Oppizzi M et al (1998) The edge-to-edge technique: a simplified method to correct mitral insufficiency. Eur J Cardiothorac Surg 13:245–246

Allen-Test

Ziel
Beurteilung der arteriellen Perfusion der Hand, um zu sehen, ob die Radialarterie gefahrlos entnommen werden kann.

Problem

Bei der chirurgischen Revaskularisation der koronaren Herzerkrankung werden zunehmend auch die Radialarterien benützt. Sie werden einerseits im Rahmen einer sog. rein arteriellen Revaskularisation und andererseits bei Patienten, die kein Venenmaterial (mehr) bieten oder bei denen eine Venenentnahme am Bein – z. B. wegen ausgeprägter Adipositas – risikoreich erscheint, verwandt. Die Entnahme einer Radialarterie ist technisch relativ einfach, aber nur möglich, wenn dadurch keine arterielle Minderperfusion/Malperfusion der Hand entsteht. Dies ist besonders bedeutsam für bestimmte Berufe wie Handwerker und Musiker. Eine Ischämie der Hand nach Entnahme der entsprechenden Radialarterie droht, wenn die Ulnararterie hypoplastisch ist oder die arteriellen Hohlhandbögen unvollständig ausgebildet sind.

Lösung und Alternativen

Allgemeine Kontraindikationen für die Entnahme einer Radialarterie gibt es nur wenige. Hierzu gehören die Raynaud'sche Erkrankung, eine Hämodialysepflicht (Shunt-Arm!) und eine absolute Abhängigkeit der palmaren Durchblutung von der A. radialis. Während die ersten beiden Krankheitsbilder zumeist unmittelbar evident sind, muss die Durchblutungssituation immer über eine oder mehrere Untersuchungsmethoden analysiert werden. Am besten eignet sich hierzu der Allen-Test. Hierbei werden Radial- und Ulnararterie simultan komprimiert bis die Hand weiß wird. Anschließend wird der Fluss in der Ulnararterie freigegeben und die Zeit bis zur Rosafärbung der Hand genommen. Bei einer ausreichenden Kollateralisation sollte eine Wiederanfärbung der Hand innerhalb von 5–10 s erfolgen. Andernfalls ist von einer Entnahme der Radialarterie abzuraten.

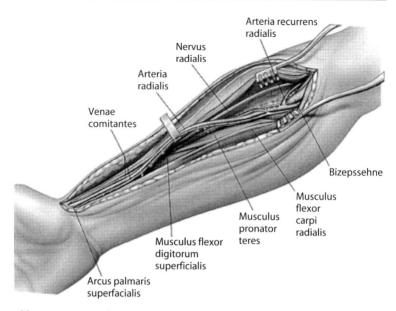

Abb. 1. Präparation der A. radialis als Pedikel

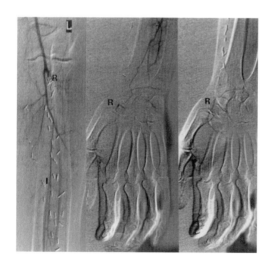

Abb. 2. Kongenitales Fehlen der Ulnaranlage, langsame antegrade Darstellung des Radialisstumpfes

Alternativ oder additiv kann eine Angiographie der Hohlhandbögen durchgeführt werden. In der eigenen Erfahrung hat sich jedoch gezeigt, dass die angiographischen Befunde mit dem Allen-Test nur unzureichend korrelieren. Es finden sich angiographisch sehr viel häufiger hypoplastische Hohlhandbögen oder Ulnararterien (falsch negative Befunde) als sie klinisch relevant sind. Eine angiographisch intakte Kollateralisation erlaubt aber in jedem Fall die Entnahme der Radialarterie.

Weiterführende Tipps

→ Koronaranastomose, Abflusskontrolle; → Koronaranastomose, *No touch*-Technik; → T-Graft; → Vasospasmus.

Literatur

Cable DG, Mullany CJ, Schaff HV (1999) The Allen test. Ann Thorac Surg 67:876–877

Pola P, Serrichio M, Flore R et al (1996) Safe removal of the radial artery for myocardial revascularization: a Doppler study to prevent ischemic complications to the hand. J Thorac Cardiovasc Surg 112:737–744

Connolly MW, Torrillo LD, Stauder MJ et al (2002) Endoscopic radial artery harvesting: results of first 300 patients. Ann Thorac Surg 74:502–506

Reyes AT, Frame R, Brodman RF (1995) Technique of harvesting the radial artery as a coronary artery bypass graft. Ann Thorac Surg 59:118–126

Aorta ascendens-Ersatz

Ziel
Sichere Hämostase bei der Implantation einer Dacronprothese in die A. ascendens.

Problem

Der Ersatz der A. ascendens durch Implantation einer Dacronprothese ist bei fragilen Verhältnissen (z. B. bei der Aortendissektion) schwierig.

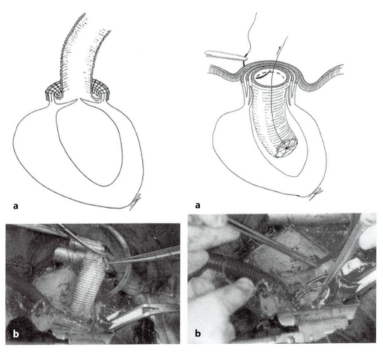

Abb. 1. Eversion des proximalen Dacronprothesenendes (links), Inversion der gesamten Prothese in den linken Ventrikel (rechts)

Lösung und Alternativen

Sowohl beim normalen Aortenersatz als auch bei der Aortendissektion kann die Implantation der Dacronprothese dadurch erleichtert werden, dass das zu anastomosierende Ende evertiert wird (siehe Abb. 3, Aortale Anuloplastik). Nutzt man zusätzlich einen Teflonfilzstreifen als Widerlager, kann die Aortenwand im Sandwich zwischen Prothese und Teflonstreifen gestochen werden, wodurch eine sichere Hämostase entsteht. Anstelle der Eversion des Prothesenendes kann alternativ auch eine Inversion der gesamten Prothese (in den linken Ventrikel oder den Aortenbogen) erfolgen – dies ist jedoch in der Regel nicht notwendig.

Weiterführende Tipps

→ Aortenwurzelersatz mit Bioprothese; → Aortenwurzelersatz mit einem klappentragenden Conduit; → Aortaler Homograft, Größenmatch; → Aortenplastik bei Stentless-Prothese.

Literatur

Rignano A, Keller GC, Carmo M et al (2003) A new approach for proximal anastomosis in type „A" acute aortic dissection: prosthesis eversion. Ann Thorac Surg 76:949–951

Aortale Anuloplastik

Ziel
Verkleinerung eines erweiterten Aortenklappenanulus.

Problem

Ein erweiterter Aortenklappenanulus findet sich gehäuft bei Patienten mit einer länger bestehenden Aortenklappeninsuffizienz. Darüber hinaus weisen Patienten mit einem Aneurysma der A. ascendens bisweilen einen deutlich erweiterten Aortenklappenanulus auf, was eine zentrale Insuffizienz der Aortenklappe trotz intakter Klappensegel zur Folge haben kann. Beim isolierten Aortenklappenersatz aufgrund zerstörter Klappensegel lässt sich mühelos eine große Klappenprothese implantieren (dies ist bei gestörter linksventrikulärer Pumpfunktion sogar vorteilhaft). Liegt dagegen eine zentrale Klappeninsuffizienz bei intakten Klappensegeln vor, ist es besser, den Aortenanulus zu raffen oder den Anulus zu stabilisieren (z. B. mit einer „David-Operation").

Lösung und Alternativen

Eine Verkleinerung eines erweiterten Aortenklappenanulus (aortale Anuloplastik) ist am einfachsten über eine semizirkuläre non-korona-

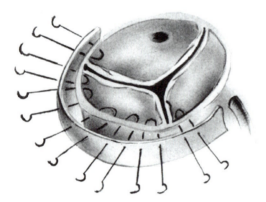

Abb. 1. Aortale Anuloplastik supraanulär

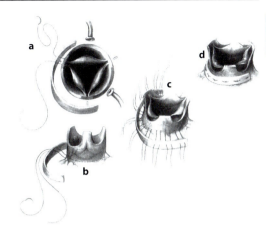

Abb. 2. Aortale Anuloplastik infraanulär

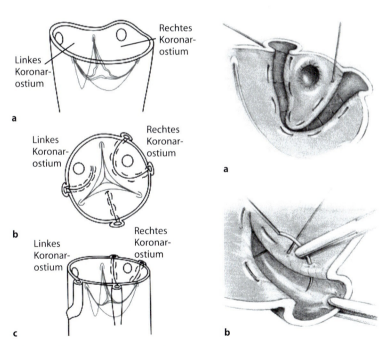

Abb. 3. Selektive Verkleinerung der Sinus valsalvae

re Raffung möglich. Nach dem Absetzen der Aorta werden horizontale Matratzennähte oberhalb oder unterhalb (besser) der Klappensegel vom rechten bis zum linken Koronarostium von innen nach außen gestochen und anschließend durch einen PTFE-Streifen geführt und geknotet (siehe Abb. 1, 2).

Ist die Insuffizienz der Aortenklappe nicht auf einen erweiterten Aortenklappenanulus, sondern auf eine massive Dilatation der Sinus zurückzuführen, können diese selektiv verkleinert werden. Die überschüssige Aortenwand kann reseziert oder gedoppelt werden, wobei die letztere Methode natürlich wesentlich unproblematischer hinsichtlich möglicher Komplikationen ist (siehe Abb. 3).

Bei der Operation nach David wird im Rahmen des Aorta ascendens-Ersatzes die Rohrprothese nicht oberhalb des sinotubulären Übergangs anastomosiert, sondern über die Klappe gestülpt und am Anulus der Aortenklappe über subanuläre transmurale Einzelknopfnähte fixiert. Die Aortenklappe wird von innen an die Rohrprothese genäht, die Koronarostien werden in die Prothese reinseriert (siehe Abb. 4).

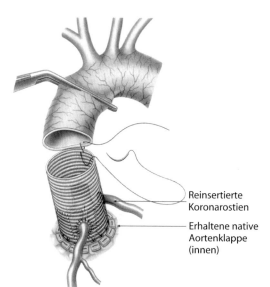

Reinsertierte Koronarostien

Erhaltene native Aortenklappe (innen)

Abb. 4. Infrakoronarer Aortenersatz (David-Operation)

Weiterführende Tipps
→ Aortenwurzelersatz mit Bioprothese; → Aortenwurzelersatz mit einem klappentragenden Conduit; → Aortaler Homograft, Größenmatch; → Aortenplastik bei Stentless-Prothese.

Literatur
Albes JM, Wahlers T (2003) Valve-sparing root reduction plasty in aortic aneurysm: the „Jena" technique. Ann Thorac Surg 75:1031–1033

David TE (1997) Aortic root aneurysms: remodeling or composite replacement? Ann Thorac Surg 64:1564–1568

El Khoury G, Underwood MJ, Glineur D et al (2000) Reconstruction of the ascending aorta and aortic root: experience in 45 consecutive patients. Ann Thorac Surg 70:1246–1250

Underwood MJ, El Khoury G, Derouck D et al (2000) The aortic root: structure, function, and surgical reconstruction. Heart 83:376–380

Aortaler Homograft, Größenmatch

Ziel

Anpassung eines erweiterten Aortenanulus bei der Homograftimplantation im Rahmen eines Aortenwurzelersatzes.

Problem

Homografts werden bei Erwachsenen nur selten als Aortenwurzelersatz verwandt, da die Implantation eines Klappen tragenden Conduits einfacher und dieses länger haltbar ist. Eine typische Indikation ist eine ausgedehnte Infektion, z.B. bei einer Endokarditis.
Die Implantation eines Homografts erfordert ein gutes Größenmatch, andernfalls drohen Blutungskomplikationen bzw. eine Klappeninsuffizienz. Besonders problematisch ist ein pathologisch erweiterter Aortenanulus. Dieser muss adäquat verkleinert werden, damit ein normal großer Homograft implantiert werden kann.

Lösung und Alternativen

Als Daumenregel kann man sich merken, dass der Anulus etwa 1–2 mm größer als der Homograft sein sollte. Dieser leichte Größenunterschied ist sinnvoll, damit der Homograft nicht auf, sondern im Anulus zu liegen kommt. Daher ist eine Größenanpassung ab einem Durchmesserunterschied von 2 mm notwendig.
Gemäß den Gesetzen der Mathematik führt eine anuläre Plikatur von 3 mm etwa zu einer Abnahme des Durchmessers um 1 mm. Große Plikaturen (10–15 mm) können in der non-/linkskoronaren und links-/rechtskoronaren Kommissur mit Hilfe von 8er-Stichen durchgeführt werden (siehe Abb. 1). Kleinere Plikaturen (5–10 mm) können auch mit Hilfe von Matratzennähten erreicht werden (siehe Abb. 2).
In der rechts-/nonkoronaren Kommissur sollten tiefe Stiche vermieden werden, um die AV-Überleitung nicht zu kompromittieren. Aus diesem Grunde wird an dieser Kommissur nur selten eine großzügige Plikatur des Anulus durchgeführt (siehe Abb. 3).

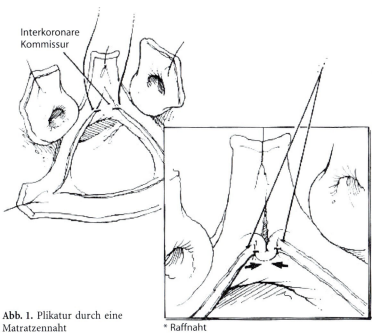

Abb. 1. Plikatur durch eine Matratzennaht   * Raffnaht

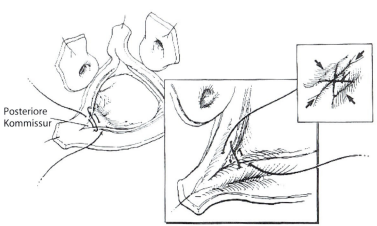

Abb. 2. Plikatur durch 8er-Naht   * 8er-Naht

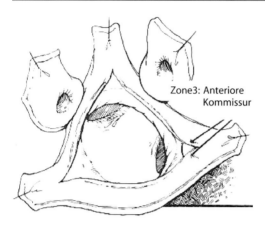

Abb. 3. In der rechts-/nonkoronaren Kommissur werden tiefe Stiche vermieden

Weiterführende Tipps

→ Aortenwurzelersatz mit Bioprothese; → Aortenwurzelersatz mit einem klappentragenden Conduit; → Aortale Anuloplastik; → Aortenplastik bei Stentless-Prothese.

Literatur

Northrup WF III, Kshettry VR (1998) Implantation technique of aortic homograft root: emphasis on matching the host root to the graft. Ann Thorac Surg 66:280–284

Aortenbogenrekonstruktion, lokal

Ziel
Senkung des Operationsrisikos bei Typ-A-Dissektion mit Einriss des Aortenbogens.

Problem

Bei einer Typ-A-Dissektion muss der Aortenbogen inspiziert werden. Findet sich dort eine Verletzung der Endothelschicht (Entry oder Reentry), wird dieser Bereich ersetzt. Dies erfordert einen Kreislaufstillstand (bzw. eine Zerebralperfusion), wobei das Risiko des Aortenbogenersatzes mit zunehmendem Alter und begleitender Co-Morbidität steigt.

Lösung und Alternativen
Bei nur kleinen Endothelläsionen kann auf den respektiven Aortenersatz verzichtet und eine lokale Rekonstruktion erfolgen.
1. Eine Naht der Intima mit einer feinen Prolenenaht (z. B. 5-0) ist zwar möglich, aber nicht sinnvoll, da die Intima sehr leicht zerreißt ist und keine belastungsstabilen Verhältnisse entstehen.
2. Es ist wesentlich besser die Wandschichten durch transmurale filzverstärkte Nähte (Prolene 4-0 oder 5-0), am besten als U-Nähte, zu readaptieren. Eine bessere Festigkeit wird erreicht, wenn man die Wandschichten vor der Naht mit GRF-Kleber aneinanderlegt (Abb. 1 a).
3. Liegt der Intimaeinriss zwischen den Mündungen zweier supraaortaler Äste, können die Wände beider abgehender Äste so miteinander vernäht werden, dass der dazwischen liegende Einriss verschlossen wird (Abb. 1 b).
4. Besteht kein glatter Einriss, sondern ein Substanzdefekt in der Intima, kann dieser nicht durch einzelne Nähte verschlossen werden. Stattdessen kann man einen Kunststoffflicken einbringen und diesen über transmurale Nähte fixieren (Abb. 1 c).

Trotz der beschriebenen operativen Techniken sollte jedoch nicht vergessen werden, dass standardmäßig ein Ersatz der betroffenen Aorta durchgeführt wird, und eine Rekonstruktion nur als Ausnahme bei hoher Co-Morbidität anzusehen ist.

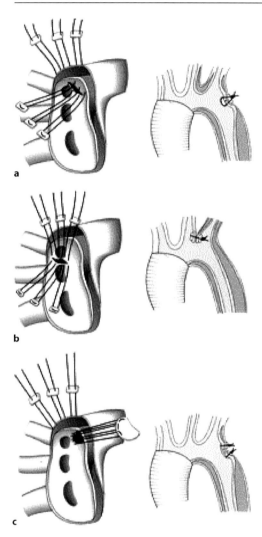

Abb. 1. Chirurgische Techniken zur lokalen Rekonstruktion der Aorta bei Typ-A-Dissektion

Weiterführende Tipps

→ Aorta ascendens-Ersatz; → Aortenverschluss; → Aortenwurzelersatz mit Bioprothese; → Aortenwurzelersatz mit einem klappentragenden Conduit.

Literatur

Park KH, Sung K, Kim K et al (2003) Ascending aorta replacement and local repair of tear site in type A aortic dissection with arch tear. Ann Thorac Surg 75:1785–1179

Aortenerweiterungsplastik

Ziel
Erweiterung eines engen Aortenanulus (und ggf. eines linksventrikulären Ausflusstrakts), um eine größere Herzklappenprothese implantieren zu können.

Problem

Bei kleinwüchsigen Patienten, besonders bei Frauen mit einer hochgradigen Aortenstenose, ist der Aortenklappenanulus eng, bisweilen hypoplastisch. Mit einer supraanulären Implantation kann man 1–2 Klappengrößen gewinnen und Klappen mit einer größeren Öffnungsfläche implantieren. Ist dies nicht möglich oder nicht ausreichend, d. h. kann keine ausreichend große Klappenprothese (adaptiert an die Körperoberfläche des Patienten) implantiert werden, müssen der Aortenanulus und/oder die Aortenwurzel erweitert werden.

Lösung und Alternativen
Für eine alleinige Erweiterung der A. ascendens wird die Inzision schräg in den non-koronaren Sinus geführt, wobei dieser knapp oberhalb des Klappenanulus endet. Durch Einnähen eines dreieckigen Flickens an die Inzisionsränder lässt sich die Aorta je nach Wunsch erweitern. Die Verwendung eines Perikardflickens im Gegensatz zu einer Dacron-Prothese erleichtert die Hämostase wesentlich.
Die Erweiterung der gesamten Aortenwurzel erfolgt üblicherweise mit der Technik nach Manouguian. Hierbei wird die Aortotomie kaudal über die posteriore Kommissur in das vordere Mitralsegel geführt. Das vordere Mitralsegel sollte aber nicht mehr als 50% inzidiert werden. Die Inzision wird wiederum mit Hilfe eines Perikardstreifens verschlossen, wodurch sich etwa eine um 2 Größen größere Klappenprothese implantieren lässt. (Nicks Operation = Inzision bis durch den Anulus, aber nicht in das vordere Mitralsegel.)
Bei einer röhrenförmigen Stenose des linksventrikulären Ausflusstrakts, welche bei Erwachsenen sehr selten ist (angeborener Herzfehler), sind die o. g. Maßnahmen unzureichend. In der Regel erfolgt ein

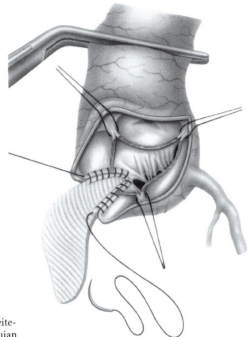

Abb. 1. Non-koronare Erweiterungsplastik nach Manouguian

Vorgehen nach Konno. Hierbei wird der Anulus links des rechten Koronarostiums, d.h. direkt neben der interkoronaren Kommissur, über das Septum hinweg inzidiert. Die Rekonstruktion erfolgt über 2 Dacronflicken, einer erweitert die Aorta und verschließt den geschaffenen Ventrikelseptumdefekt, der zweite stellt anschließend den rechten Ventrikel wieder her.

Eine isolierte Erweiterung des linkskoronaren Sinus ist auch möglich, wird aber im Allgemeinen nicht durchgeführt.

Weiterführende Tipps

→ Doppelklappenerweiterungsplastik; → Prothesenmismatch; → Aortenplastik bei Stentless-Prothese; → Aortale Anuloplastik.

Literatur

Manouguian S, Seybold-Epting W (1979) Patch enlargement of the aortic valve ring by extending the aotic incision into the anterior mitral leaflet: New operative technique. J Thorac Cardiovasc Surg 78:402

Nicks R, Cartmill T, Bernstein L (1970) Hypoplasia of the aortic root. The problem of aortic valve replacement. Thorax 25:339

Konno S, Imai Y, Iida Y et al (1975) New method for prosthetic valve replacement in congenital aortic stenosis associated with hypoplasia of the aortic valve ring. J Thorac Cardiovasc Surg 70:909

Aortenklappenorientierung

Ziel
Hämodynamisch optimale Orientierung einer Aortenklappenprothese.

Problem

Jede Herzklappe bildet einen Widerstand für den Blutfluss. Eine Herzklappenprothese weist gegenüber einer nativen Klappe einen höheren Widerstand (transvalvulärer Gradient) auf, wobei dieser für mechanische Prothesen kleiner ist als für Bioprothesen. Darüber hinaus ist der Fluss durch die Aortenklappe nicht gleichmäßig verteilt, sondern exzentrisch. Aus diesem Grunde sollte man sich bei der Implantation von Aortenklappenprothesen, insbesondere wenn diese nicht symmetrisch aufgebaut sind, am aortalen Flussprofil orientieren, um einen möglichst niedrigen transvalvulären Gradienten zu erreichen und unerwünschte Turbulenzen zu vermeiden.

Lösung und Alternativen

Die Längsachse des linken Ventrikels und die A. ascendens stehen in einem Winkel von 140–150° zueinander. Der Blutstrom wird vom linksventrikulären Ausflusstrakt um etwa 30–40° zur Konvexität der Aorta hin verschoben, wodurch die höchsten Flussgeschwindigkeiten entlang des non-koronaren Taschensegels entstehen. Hieraus ergeben sich die folgenden Klappenorientierungen:

- Kippscheibenprothese: Die größere Klappenöffnung sollte non-koronar liegen.
- Doppelflügelprothese: Ein Klappenscharnier sollte in der Mitte des non-koronaren Sinus liegen, um den Fluss gleichmäßig über alle Klappenöffnungen zu verteilen (das andere Scharnier wird an der Kommissur zwischen linkem und rechtem Klappensegel ausgerichtet).
- Bioprothese: Eine Kommissur wird an der nativen Kommissur zwischen linkem und rechtem Klappensegel ausgerichtet, so dass der Fluss durch die Prothese non-koronar am wenigsten behindert ist.

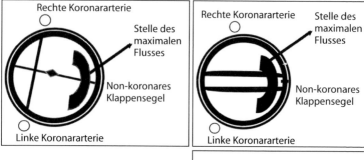
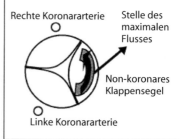

Abb. 1. Optimale Orientierung einer Kippscheibenprothese (oben links), einer mechanischen Doppelflügelprothese (oben rechts) und einer Bioprothese (unten rechts)

Weiterführende Tipps
→ Aortenerweiterungsplastik; → Aortenverschluss; → Doppelklappenerweiterungsplastik.

Literatur
Laas J, Kleine P, Hasenkam MJ et al (1999) Orientation of tilting disc and bileaflet aortic valve substitutes for optimal hemodynamics. Ann Thorac Surg 68:1096–1099

Aortenplastik bei Stentless-Prothese

Ziel

Normalisierung einer erweiterten A. ascendens für einen Aortenklappenersatz mit einer Stentless-Prothese.

Problem

Eine Stentless-Klappe ist zylindrisch konfiguriert. Ihre Implantation setzt dementsprechend eine zylindrische A. ascendens voraus. Liegt eine ausgeprägte Dilatation der A. ascendens vor, welche den sinotubulären Übergang involviert, kann auch bei einem normalen, d.h. größengematchten Prothesenanulus, postoperativ eine zentrale Insuffizienz in der implantierten Klappe entstehen. Dies gilt sowohl für die subkoronare Implantationstechnik als auch für die Miniroot-Technik.

Lösung und Alternativen

Bei einer ausgeprägten Dilatation der A. ascendens muss der Durchmesser der A. ascendens angepasst, d.h. plastisch verkleinert werden, um eine einwandfreie Funktion der Stentless-Klappe zu erreichen. Die Aorta wird unmittelbar oberhalb der Koronarostien quer durchtrennt

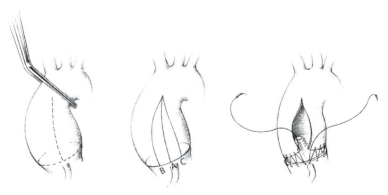

Abb. 1. Schnittführung und Naht zur Verkleinerung der A. ascendens bei der Implantation einer Stentless-Klappe (subkoronare Technik oder Miniroot-Technik)

(üblicherweise wird die Aorta weiter distal durchtrennt!), wobei der posteriore Aspekt der Aortenwand erhalten bleibt. Die Vorderwand der A. ascendens wird bis zur Aortenklemme längs inzidiert, so dass eine T-förmige Inzision entsteht. Beiderseits der Längsinzision wird nun soviel Aortenwand dreiecksförmig reseziert, bis normale anatomische Verhältnisse entstehen. Nach Implantation der Klappe wird die Aortotomie mit Prolene 4-0 unter Adaptation der unterschiedlich großen Aortenwände wieder verschlossen.

Weiterführende Tipps

→ Aortale Anuloplastik; → Aortaler Homograft, Größenmatch; → Aortenverschluss; → Aortenwurzelersatz mit Bioprothese.

Literatur

Siebenmann RP (1997) Implantation of the Toronto SPV stentless porcine bioprothesis in dilated ascending aorta. Ann Thorac Surg 64:1197–1200

Aortenverschluss

Ziel
Sicherer Aortenverschluss nach Aortotomie bei Aortenklappenersatz.

Problem

Patienten mit einem Aortenvitium weisen häufig eine veränderte Wandqualität in der A. ascendens auf. Insbesondere bei hochgradigen Aortenstenosen finden sich zumeist eine dünne Aortenwand aufgrund einer poststenotischen Dilatation und nicht selten auch arteriosklerotische Plaques. Während sich eine dicke Aortenwand gut nähen bzw. verschließen lässt, bedürfen dünne Wandverhältnisse besonderer Techniken, da die Nähte in die Wand einschneiden und erhebliche Stichkanalblutungen und Lazerationen verursachen können.

Lösung und Alternativen
Den idealen Aortenverschluss gibt es nicht, vielmehr sollte sich dieser nach der Wanddicke, dem Aortendurchmesser sowie nach eventuell vorhandenen Verkalkungen richten:
1. Eine normale Aortenwand ohne Verkalkungen kann bei normalem Aortendurchmesser durch eine fortlaufende 4-0-Naht einreihig verschlossen werden. Bei exakter Nadelführung zeigen sich nur wenige Stichkanalblutungen, die nach Protamingabe schnell sistieren. Ist die A. ascendens dilatiert, kann diese gerafft werden. Eine Matratzennaht gefolgt von einer überwendligen 4-0-Naht bietet einen sicheren Aortenverschluss und führt zu einer deutlichen Raffung des Gefäßes.
2. Eine ausgedünnte Aortenwand, z. B. bei einer poststenotischen Dilatation, lässt sich mit einer 4-0-Naht häufig nur schwer nähen, da die Aortenwand leicht einreißt. Um die daraus resultierenden Blutungen zu verhindern, können die Aortenwände beiderseits der Inzision mit einem Perikardstreifen oder einem Filzstreifen belegt werden. Die Naht kann überwendlig fortlaufend sein, auch eine Matratzennaht mit einer nachfolgenden überwendligen Naht ist

möglich. Alternativ kann eine dünnere Naht (5-0) mit einer kleineren Nadel verwendet werden. Diese schneiden in der Aortenwand weniger ein und führen zu kleineren Stichkanälen. Eine doppelte fortlaufende Naht führt in der Regel zu einer ausgezeichneten Hämostase, ohne dass eine Verstärkung der Wundränder mit Perikard oder Teflonfilz notwendig ist.
3. Eine erheblich verkalkte Aortenwand ist bisweilen äußerst schwierig zu verschließen. Kleine Nadeln brechen und können die Wand nicht penetrieren, dünne Fäden halten zu wenig Zug aus. Einzig kräftige Nadeln und damit auch kräftige Nähte können verwendet werden. Gegebenenfalls muss zusätzlich eine lokale (End-)Arteriektomie der Aorta erfolgen. Zumeist ist eine Filzverstärkung anzuraten, da die Wandverhältnisse häufig brüchig sind. Manchmal hilft nur eine weitere Manschette aus Teflonfilz, die fest um die Aorta gewickelt und mit ihr vernäht wird.

Weiterführende Tipps
→ Aortenerweiterungsplastik; → Aortenplastik bei Stentless-Prothese; → Porzellanaorta.

Aortenwurzelersatz mit Bioprothese

Ziel
Ersatz der Aortenwurzel, d. h. der Aortenklappe und der A. ascendens mit einer Bioklappe und einer Dacronrohrprothese.

Problem

Bei einem Aortenklappenvitium und erheblich veränderter (dilatierter) A. ascendens wird die gesamte Aortenwurzel ersetzt. Es hat sich gezeigt, dass die Verwendung eines Conduits einem separaten Ersatz von Aortenklappe und A. ascendens überlegen ist, auch wenn in Einzelfällen ein isolierter Aortenklappenersatz und eine plastische Verkleinerung der Aorta möglich sind.
Für den Aortenwurzelersatz sind kommerziell kaum Prothesen mit integrierten biologischen Herzklappen erhältlich. Bei älteren Patienten sollte jedoch eine Marcumarisierung besser vermieden und bevorzugt eine Bioprothese implantiert werden.

Lösung und Alternativen

Für einen Aortenwurzelersatz mittels Bioprothese gibt es verschiedene Möglichkeiten. Zumeist wird ein Einnähen einer Bioklappe in eine Rohrprothese im Rahmen der Operationsvorbereitungen favorisiert. Diese „Handarbeit" ist allerdings nicht immer technisch perfekt und erfordert spezielle Expertise.
Alternativ kann eine Bioprothese auch direkt, d. h. in einem Schritt, beim Aortenwurzelersatz implantiert werden (sog. Miniskirt-Technik). Die A. ascendens und die Aortenklappe werden in üblicher Weise reseziert und die Koronarostien isoliert. Die nachfolgend eingebrachten Klappennähte werden durch den Ring der Klappenprothese und anschließend etwa 7 mm vom Rand durch eine aortale Rohrprothese geführt (Abb. 1 a). Nachdem die Klappe und die Rohrprothese eingeknotet sind, erfolgt sicherheitshalber eine fortlaufende Naht zwischen Aortenwand und proximalem Prothesenende (Abb. 1 b). Die Reinsertion der Koronarostien und die distale Anastomose folgen in herkömmlicher Weise (Abb. 1 c).

28 Aortenwurzelersatz mit Bioprothese

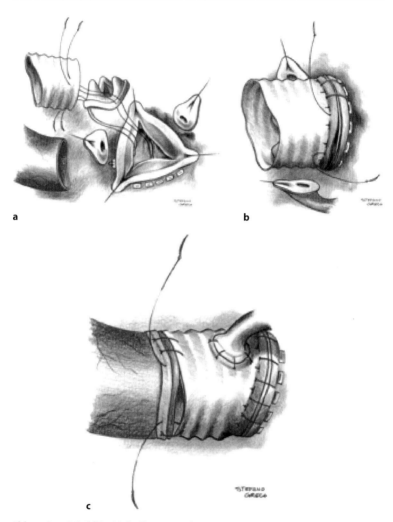

Abb. 1. Sog. Miniskirt-Technik. Konstruktion eines Conduits aus einer Rohrprothese und einer biologischen Herzklappenprothese in einem Schritt

Weiterführende Tipps
→ Aortale Anuloplastik; → Aortenwurzelersatz mit einem klappentragenden Conduit; → Aortenerweiterungsplastik; → Aortenklappenorientierung.

Literatur
Michielon G, Salvador L, Da Col U et al (2001) Modified Button-Bentall operation for aortic root replacement: the miniskirt technique. Ann Thorac Surg 72:1059–1064

Kouchoukos NT, Wareing TH, Murphy SE et al (1991) Sixteen-year experience with aortic root replacement: results of 172 operations. Ann Surg 214:308–320

Aortenwurzelersatz mit einem klappentragenden Conduit

Ziel

Sichere Hämostase beim Aortenwurzelersatz mittels klappertragendem Conduit.

Problem

Kombinierte Erkrankungen von Aortenklappe und A. ascendens können durch die Implantation eines Klappen tragenden Conduits behandelt werden. Häufig ist der Aortenanulus erheblich erweitert, so dass ein relativ kleineres Conduit implantiert werden muss. Bei diesen Eingriffen ist eine sichere Hämostase wichtig, da nach dem Lösen der Aortenklemme und der Restitution der Herzfunktion die Aortenbasis kaum noch zugänglich ist. Verbliebene Blutungen aus dem Aortenanulus oder den reinserierten Koronarostien können häufig nur im Rahmen eines erneuten Herzstillstandes versorgt werden.

Lösung und Alternativen

Die Implantation eines Conduits mit integrierter Aortenklappe kann analog zu einem herkömmlichen Aortenklappenersatz erfolgen. Zuerst wird die A. ascendens reseziert und die Koronarostien werden isoliert. Die Segel der Aortenklappe werden entfernt und der Anulus, soweit notwendig, debridiert. Die Prothese wird stets eher etwas kleiner als zu groß gewählt, damit sie sich sicher im Anulus versenken lässt und nicht auf ihm zu liegen kommt. Die Klappennähte werden am besten in der normalen intraanulären Technik gestochen, da sie so mehr Gewebe fassen als bei transmuralen Nähten und den Anulus wie eine Dichtlippe an die Prothese legen, was bei einer supraanulären Implantation nicht der Fall ist. Am Klappenring werden die Stiche in der oberen Hälfte eingestochen, auch das lässt die Prothese tiefer in den Anulus einsinken.

Nachdem das Conduit eingeknotet wurde, adaptiert man mit einer fortlaufenden kräftigen Naht (2-0 oder 3-0) den Rest der Aortenwand an den Prothesenring. Dies dichtet kleine Leckagen ab und führt in der Regel zu einer guten Hämostase. Nach Reinsertion der Koronarostien testet man die Dichtigkeit des Conduits am einfachsten durch eine antegrade Blutkardioplegiegabe über das abgeklemmte Prothesenende.

Eine zusätzliche Sicherung der Nähte mit Bioglue oder GRF-Kleber ist normalerweise nicht notwendig. Es kann sogar nachteilig sein, da die angehärteten Kleber nicht mehr entfernt werden können.

Weiterführende Tipps

→ Aortenwurzelersatz mit Bioprothese; → Aortale Anuloplastik; → Aortenklappenorientierung; → Aortaler Homograft, Größenmatch.

Biventrikuläre Stimulation, postoperativ

Ziel
Verbesserung der myokardialen Pumpfunktion bei Herzen mit gestörter Erregungsausbreitung.

Problem

Herzchirurgische Eingriffe bei Patienten mit erheblich eingeschränkter Pumpfunktion weisen ein erhöhtes perioperatives Risiko eines Low Output-Syndroms auf, da Ischämie und Reperfusion die ohnehin gestörte Kontraktilität weiter verschlechtern. Üblicherweise wird versucht, durch eine Schrittmacherstimulation (rechter Ventrikel +/- rechter Vorhof) die Hämodynamik zu optimieren. Die herkömmliche postoperative Schrittmacherstimulation ist bei gestörter Erregungsausbreitung im linken Ventrikel aber nur bedingt nützlich; sie kann die Herzleistung sogar vermindern.

Lösung und Alternativen
Bei Patienten mit einer eingeschränkten Pumpfunktion und einer gestörten Erregungsausbreitung kann die Implantation der passageren Schrittmacherelektroden von der Art der Erregungsausbreitungsstörung abhängig gemacht werden. Besteht ein Linksschenkelblock, profitieren die Patienten von einer linksseitigen Elektrodenimplantation. Diese kann sowohl ausschließlich erfolgen (atrio-linksventrikuläre Stimulation) als auch zusätzlich zur rechtsseitigen Elektrodenanlage (atrio-biventrikuläre Stimulation) initiiert werden. Auch bei einer biventrikulären Schrittmacherstimulation können die Elektroden je nach Bedarf auch über einen längeren Zeitraum genutzt werden. Hierbei bestehen keine Unterschiede zur herkömmlichen postoperativen Schrittmacherunterstützung.

Weiterführende Tipps
→ Vorhofflattern/-flimmern; → Herzschrittmacherdrähte.

Literatur
Weisse U, Isgro F, Werling C et al (2002) Impact of atrio-biventricular pacing to poor left-ventricular function after CABG. Thorac Cardiovasc Surg 50:131–135

Blutstillung diffuser Blutungen

Ziel

Rasche, jederzeit verfügbare, beliebig wiederholbare, nebenwirkungsfreie und kostengünstige Methode der Blutstillung oder der präliminären Blutungsverminderung mit dem Ziel der anschließenden gezielten, z. B. elektrokaustischen Blutstillung bei wiederhergestellter Übersicht.

Problem

Diffuse Blutungen aus der Brustwand nach Pleurektomie, aus dem Lungenparenchym nach schwieriger Dekortikation, aber auch aus dem mediastinalen Fettgewebe nach Lymphadenektomie sowie gefäßnahe Blutungen im Rahmen der hilären oder interlobären Gefäßpräparation und akzidentelle subadventitielle Läsionen, insbesondere der beim älteren Menschen oft hochempfindlichen arteriellen Lungenstrombahn sind oft nicht lokal-elektrokaustisch sinnvoll bzw. wegen verminderter Übersicht sicher zu beherrschen.

Lösung und Alternativen

Auf diffus blutende periphere Lungenparenchymläsionen wird ein mit heißer, 0,9-prozentiger Kochsalzlösung angefeuchtetes Bauchtuch aufgelegt. Neben der thermisch bedingten Verminderung resp. Blutstillung ist auch ein positiver Effekt hinsichtlich oberflächlicher alveolärer Leckagen zu beobachten. Dieses Verfahren kann bei Fortführen der präparativen Tätigkeit an anderer Stelle im Situs zeitgleich und beliebig oft durchgeführt werden.

Im Bereich der Brustwand stehen die oft diffusen Sickerblutungen nach Pleurektomie meist bereits nach einmaliger Applikation, heftigere Blutungen können so zugleich isoliert und bei verbesserter Übersicht elektrokaustisch gezielt gestillt werden.

Ebenso können Blutungen in unmittelbarer Lungengefäßnähe, wo elektrokaustische Maßnahmen zur Blutstillung – auch eventuell wegen mangelhafter Übersicht – zu riskant erscheinen, mit Auflegen heißer, kochsalzgetränkter Kompressen beherrscht werden. Das gleiche Vorgehen hat sich uns auch bei inkompletten Läsionen erhaltungsnotwendiger arterieller Lungengefäße bewährt.

Alternativ und deutlich kostenträchtiger kann entweder Fibrinkleber auf diffuse Blutungen aufgesprüht oder ein Fibrinschwämmchen appliziert werden.

Weiterführende Tipps

→ Pneumolyse, Strategie; → Eerland-Thoraxdrainage; → Dekortikation, intraoperative PEEP-Beatmung.

Literatur

Kremer K, Kümmerle F, Kunz H et al (1983) Intra- und postoperative Zwischenfälle. Ihre Verhütung und Behandlung. Bd 1, 2. Aufl, Thieme, Stuttgart

Bronchusstumpfdeckung

Ziel

Indikationsgerechte Auswahl des jeweils effektivsten und unkompliziertesten Verfahrens zur prophylaktischen Sicherung des frischen Bronchusstumpfes zur Reduktion der Rate postoperativer Stumpfinsuffizienzen.

Problem

In Abhängigkeit von der intraoperativen Situation stellt sich nach anatomischer Lungenresektion oft die Frage der prophylaktischen Deckung des frischen Bronchusstumpfes. Ein allgemein verbindliches Konzept für Indikation und Durchführung existiert nicht.

Lösung und Alternativen

Ziel jeglicher intraoperativer Maßnahmen zur Bronchusstumpfdeckung ist die Verhinderung einer Bronchusstumpfinsuffizienz, die Überbrückung der vulnerablen Phase der regelhaft sekundären Bronchusstumpfheilung sowie je nach verwendetem Deckungsmaterial die Förderung der Bronchusstumpfdurchblutung.

Wir empfehlen grundsätzlich eine plastische Deckung bei handgenähten Stümpfen, da gemäß großer Studien in bis zu 80% der Fälle eine partielle oder komplette Wiedereröffnung des Bronchusstumpfes erfolgt. Ursache hierfür sind durchschneidende Nähte und ein Auseinanderweichen der Stumpfenden aufgrund ihrer elastisch-knorpeligen Gewebestruktur. Da die Epithelschicht auf dem subpleuralem Bindegewebe meist verschlossen bleibt, deckt eine dünne fibrinös-epitheliale Membran den „offenen" Bronchusstumpf. Auch ein fibrinös-bindegewebiger Pfropf vermag bei teilweiser Stumpferöffnung den Defekt zu verschließen und die Ausbildung einer bronchopleuralen Fistel zu verhindern, wenn eine deckende Schicht vitalen Gewebes ein Widerlager bildet.

Vorteile der maschinellen Klammernaht sind die höhere Stumpfdruckbelastbarkeit (250 vs. 140 mmHg), die weniger gestörte Gewebedurchblutung durch die B-Form der Klammern, die geringere entzündliche Reaktion auf die nichtreaktiven Metallklammern aus korrosionsfestem

Stahl und die damit verstärkte Kollagenproduktion sowie die konstanten Drücke an den Absetzungsrändern durch Staplernähte mit uniformen Abständen und gleicher Festigkeit. Diese Faktoren und die bei der letzten Stapler-Gerätegeneration eingeführte Gewebeautomatik mit verringerter Gefahr der Bronchusquetschung und -berstung (vorausgesetzt eine achskorrekte Platzierung des Gerätes am Bronchus) ergeben bessere Heilungsbedingungen. Daher kann eine generelle Empfehlung zur Deckung des klammernahtverschlossenen Bronchusstumpfes nicht ausgesprochen werden. Im Zweifelsfall sollte die Indikation aber großzügig gehandhabt werden. Nachteilig ist allerdings die fehlende Möglichkeit der proximalen Stumpfbeurteilung hinsichtlich makroskopischer Tumorfreiheit, die nur durch eine genaue präoperative bronchoskopische Beurteilung ausgeglichen werden kann.

Die Notwendigkeit zur Stumpfdeckung sehen wir unabhängig von der angewandten Verschlusstechnik bei erweiterten Resektionen mit kurzem Hauptbronchusstumpf, insbesondere rechtsseitig. Für eine knappe zentrale Absetzung an der Trachea erscheint der Stapler weniger geeignet, da die Gefahr einer unzureichenden Verankerung der Klammernahtreihe besteht. Auch ein schlechter Allgemeinzustand des Patienten, eine vorausgegangene neoadjuvante Chemotherapie und/oder hilumediastinale oder Tumorbestrahlung, eine zur Lymphknotendissektion unumgängliche Störung der Stumpfgefäßversorgung oder eine im Schnellschnitt gesicherte R1-Situation (Indikation!) stellen eine Indikation zur primären Bronchusstumpfdeckung dar. (Makroskopischer Tumorbefall der geplanten Absetzungsstelle bedeutet eine zwingende Kontraindikation zur Resektion, der Eingriff sollte als explorative Thorakotomie beendet werden.)

Eine Notwendigkeit zur Lobärbronchusstumpfdeckung besteht in der Regel nicht. Hier erfolgt eine natürliche Deckung des Stumpfes mit dem umgebenden Lungengewebe. Bei gleichzeitig notwendiger Lungendekortikation, linksseitiger Oberlappenresektion, Bilobektomie oder großer Resektionshöhle nach Entfernung eines ungewöhnlich großen Lappens ist allerdings eine Nahtfixation des umgebenden Lungengewebes auf dem Bronchusstumpf zu empfehlen. Im Falle eines schweren Lungenemphysems sollte jedoch eine restriktive Indikationsstellung erfolgen.

Ideal erscheint die Verwendung der V. azygos beim besonders insuffizienzgefährdeten rechten Hauptbronchusstumpf. Das Verfahren ist wenig aufwändig und unproblematisch durchführbar.

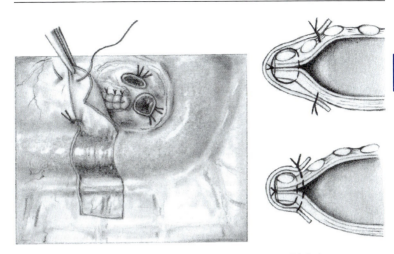

Abb. 1. Gestielter Pleuralappen zur primären Bronchusstumpfabdeckung

Ein gestielter, möglichst fettfreier Pleuralappen aus der Umgebung oder linksseitig ein gut vaskularisierter, gestielter Perikardfettlappen oder Ösophaguswand stellen vitale, lokal verfügbare, zuverlässige Deckungen dar. Ein unter Mitnahme des Rippenperiosts gestielter Interkostalmuskellappen stellt bei fehlender Pleura eine gute, wenn auch technisch anspruchsvolle Alternative dar.

Grundsätzlich erfolgt die Fixation des Materials entweder durch Nahtadaptation an der Vorder- und Hinterwand des Bronchusstumpfes oder auch direkt auf dem Bronchusstumpf.

Mit allen Risiken des 2-Höhlen-Eingriffs belastet stellen der gestielte Diaphragmalappen und die Netzplastik in ihren verschiedenen Formen eine hervorragende Alternative zu den örtlichen Möglichkeiten dar.

Als Alternative zu den Gewebetransfers kann die Bronchusstumpf-(klammer)naht bei Zweifeln hinsichtlich der primären Dichtigkeit zusätzlich durch Fibrinkleber gedeckt werden.

Weiterführende Tipps

→ Bronchusstumpfverschluss, kurzer Stumpf; → Hauptbronchusdurchtrennung, Tubuslage; → Bronchusstumpfinsuffizienz, Therapieoptionen.

Literatur

Schildberg FW, Meyer G (1991) Allgemeine chirurgische Techniken an der Thoraxwand. Operationstechnische Grundlagen am Tracheobronchialsystem. In: Heberer G, Schildberg FW, Sunder-Plassmann L et al (Hrsg) Praxis der Chirurgie. Lunge und Mediastinum. 2. Aufl, Springer, Berlin Heidelberg New York, S 204–212

Bronchusstumpfinsuffizienz, Therapieoptionen

Ziel
Befund angepasste, effektive Stufentherapie zur Behandlung der schwersten Komplikation nach resezierender Lungenchirurgie, der Bronchusstumpfinsuffizienz.

Problem

Trotz adäquatem operationstaktischem/operativem Vorgehen und ständiger Verbesserung des Instrumentariums, insbesondere von Klammernahtgeräten und Nahtmaterialien bleibt die postoperative Bronchusstumpfinsuffizienz eine gefährliche Komplikation in der resezierenden Lungenchirurgie (1–11% nach Lobektomie, 7–15% nach Pneumektomie, hier typischerweise rechtsseitig). Bei der frühen Bronchusstumpfinsuffizienz (innerhalb von 30 Tagen) beträgt die Letalität bis zu 50%, falls der Patient beatmungspflichtig wird und bleibt. Hauptprobleme stellen die Sekretaspiration zur gesunden Gegenlunge und der Spannungspneumothorax dar.

Lösung und Alternativen
Für die Früh- und Spätinsuffizienz werden unterschiedliche Strategien angewandt. Grundsätzlich ist bei Verdacht auf eine Bronchusstumpfinsuffizienz ein rasches Reagieren angezeigt. Als Sofortmaßnahme kann der Patient auf die operierte Seite gelagert und die Fistel durch einen Doppellumentubus ausgeschaltet werden. Grundprinzip ist die sofortige bronchoskopische Abklärung, im Zweifelsfall mit Blauprobe oder Bronchographie. Bei hochgradigem Verdacht oder gesicherter Diagnose sollte bei allen Pneumektomien oder nach ausgedehnten Resektionen mit postoperativen Resthöhlen unmittelbar die Einlage einer Thoraxdrainage erfolgen. Ziel ist die „Trockenlegung" zur Vermeidung einer (weiteren) Sekretaspiration zur gesunden Gegenlunge. Weitergehende therapeutische Überlegungen müssen die Fistelgröße, die lokale Infektsituation, die Effektivität der eingeleiteten konservativen Maßnahmen, den allgemeinen Zustand des Patienten und das Ausmaß der (kompromittierten) Lungenfunktion bzw. ihrer Reserven einbeziehen.

Differenzialtherapeutisches Vorgehen
Segmentbronchusstumpfinsuffizienz
Einlage einer Thoraxdrainage mit Sog, evtl. Talkumpleurodese. Bei Infektzeichen kann eine Rethorakotomie mit (Früh-)Dekortikation und gezielte Drainage (sukzessive kürzen) notwendig werden.

Lappenbronchusstumpfinsuffizienz
Bei einer kleinen Fistelöffnung ohne Infektzeichen ist eine konservative Therapie unter Verwendung einer gezielten Thoraxdrainagen-Einlage vertretbar. Bei großer Fistelöffnung oder/und Infektzeichen ist stets eine Rethorakotomie mit einem Fistelverschluss indiziert.

Hauptbronchusstumpfinsuffizienz
Unabhängig von der Fistelgröße muss immer eine Rethorakotomie erfolgen.
Im Rahmen der Rethorakotomie sind verschiedene Wege möglich. Unterschieden werden muss zwischen Verfahren, die den Verschluss des Bronchusstumpfes zum Ziel haben, und drainierenden Verfahren (Thoraxfenster). Grundsätzlicher Bestandteil jedes Eingriffs ist die chirurgische Säuberung der infizierten Höhle.
Bei frischer Stumpfinsuffizienz ohne Infektsituation kann der Verschluss des Bronchusstumpfes als Direktverschluss im Sinne der ipsilateralen Rethorakotomie erfolgen. Voraussetzung ist ein gut durchbluteter (erhaltene Bronchialarterie!) und ausreichend langer Stumpf, der bei vitalem Gewebe eine Nachresektion mit guter Durchblutungssituation erlaubt. Wenn funktionell möglich, ist nach einer Lobektomie eine sekundäre Pneumektomie das sicherere Verfahren.
Bei infizierter Pleurahöhle und Hauptbronchusstumpfinsuffizienz (Spätinsuffizienz) sollte der Kontakt mit der belasteten Region gemieden werden. Hier ist ein transsternaler Zugang mit einem transperikardialen bzw. perikardialen Bronchusfistelverschluss vorzuziehen. Ein Vorgehen von kontralateral ist aus gleicher Überlegung praktiziert worden, bei ähnlichem Aufwand technisch durchführbar, aber wegen der atemphysiologisch ungünstigen Eröffnung der intakten Thoraxhälfte und der intraoperativen Traumatisierung der verbliebenen Lunge nicht anzuraten.
Sämtliche Verschlussformen werden in der Regel mit einer zusätzlichen plastischen Deckung mit vitalem Gewebe, z. B. einer gestielten Netzplastik (Omentum majus), gesichert. Sowohl die Netzplastik

in ihren verschiedenen Formen als auch der Diaphragma-Lappen haben den Nachteil des Zweihöhleneingriffs mit Eröffnung und Kontamination des Bauchraumes. Im Gegensatz zur Bronchusstumpfdeckung beim Primärverschluss ist eine Fisteldeckung mit Pleura hier ungeeignet. Wegen seiner Gefäßversorgung ist ein Perikardfettlappen wesentlich besser geeignet. Ideal ist ein ausreichend langer, spannungsfrei eingebrachter gestielter Muskeltransfer über einer in gleicher Sitzung eingebrachten Thoraxdrainage (primärer Wundverschluss). Verwendung finden vorzugsweise der M. latissimus dorsi, der M. serratus anterior und der M. pectoralis major, die alle in der Regel aufgrund ihres Volumens in der Lage sind, auch eine Empyemhöhle möglichst vollständig auszufüllen. Gelegentlich werden dazu aber mehrere Muskellappen zugleich erforderlich. Problematisch aufgrund seiner Empfindlichkeit ist ein ventral ausgelöster, dorsal gestielter Interkostalmuskellappen.

Alternativ kann zur Sanierung einer chronisch infizierten Pneumektomiehöhle bei Hauptbronchusstumpfinsuffizienz auch das aus der Zeit der Sanierung von tuberkulösen Resthöhlen stammende Verfahren der Thorakoplastik erfolgen. Kleinere fistelassoziierte Infekthöhlen werden aber schonender durch eine Omentum- bzw. Brustwandmuskeltransposition nach Pleurektomie/Dekortikation zur Ausheilung gebracht.

Eine weniger belastende Möglichkeit zu den aufwändigen und mit beträchtlicher Morbidität und Letalität behafteten Direktverschlussverfahren stellt die Anlage eines Thoraxfensters dar. Die Indikation hierzu wird vorzugsweise bei funktionell höhergradig kompromittierten Patienten gestellt. Es handelt sich hier um eine symptomatische Drainagemaßnahme zur Sanierung der lokalen Infektion ohne kausales Vorgehen. Sie erlaubt den großzügigen Zugang zum Infektionsgebiet zwecks mechanischer Säuberung und impliziert eine zeitaufwändige Unterstützung der Heilung per secundam ohne Aussicht auf raschen Erfolg. Dafür stellt die Thoraxfensteranlage ein universell einsetzbares Verfahren ohne funktionelle Kontraindikationen dar.

Deckungsmöglichkeiten eines fistelnden Bronchusstumpfes mit vitalem Gewebe:
- V. azygos-Lappen → nur rechtsseitig verfügbar
- Perikardfettlappen abhängig von der lokalen Ausprägung → am einfachsten, aber am wenigsten wirksam

   CAVE: Schonung des N. phrenicus

- Gestielter, vaskularisierter Intercostalmuskellappentransfer, ventral ausgelöst an dorsalem Stiel (mit Rippenperiost), → sehr aufwändig und sehr empfindlich
- Gestielter Brustwandmuskellappentransfer
  Eintrittspforte ist die nicht zu sparsam teilresezierte 2. Rippe
  → häufig allein nicht ausreichend
- Diaphragmalappen
  Risiko: Miteröffnung des Abdomens
  CAVE: Schonung des N. phrenicus
- Netzplastik (Omentum majus)
  Größe und Form des transferierten Lappens in Abhängigkeit von der Anatomie der gastroepiploischen Gefäße
  CAVE: Magenzug, Magenwandischämie, Gefäßstieltorsion

Weiterführende Tipps

→ Bronchusstumpfverschluss, kurzer Stumpf; → Bronchusstumpfdeckung; → Thoraxfenster; → Hauptbronchusdurchtrennung, Tubuslage.

Literatur

Baumeister RGH, Bubb CF (1991) Plastisch-chirurgische Verfahren zur Deckung von Defekten der Thoraxwand und zum Verschluss intrathorakaler Fisteln. In: Heberer G, Schildberg FW, Sunder-Plassmann L et al (Hrsg) Die Praxis der Chirurgie. Lunge und Mediastinum. 2. Aufl, Springer, Berlin Heidelberg New York, S 527–541

Irlich G (1986) Bronchusstumpfinsuffizienz und Pleuraempyem nach Klammernaht an Bronchus und Lunge in der Thoraxchirurgie. In: Ulrich B, Winter J (Hrsg) Klammernahttechnik in Thorax und Abdomen. Praktische Chirurgie Bd 99, Enke, Stuttgart, S 19–24

Moghissi K, Thorpe JAC, Ciulli F (2003) Moghissi's essentials of thoracic and cardiac surgery. In: Moghissi K Complications of pulmonary surgery. 2nd edn, Elsevier, pp 161–171

Rau HG, Wiedemann K, Vogt-Moykopf I (1991) Postoperative Komplikationen thoraxchirurgischer Eingriffe. In: Heberer G, Schildberg FW, Sunder-Plassmann L et al (Hrsg) Die Praxis der Chirurgie. Lunge und Mediastinum. 2. Aufl, Springer, Berlin Heidelberg New York, S 588–623

Franco KL, Putnam JB Jr (1998) Advanced therapy in thoracic surgery. In: Shields TW Thoracoplasty and its alternatives. Decker Hamilton, London, pp 216–221

Smolle-Jüttner F, Beuster W, Pinter H et al (1999) Open window thoracostomy in pleural empyema. Eur J Cardiothorac Surg 38:355–358

Bronchusstumpfverschluss, kurzer Stumpf

Ziel
Suffizienter Hauptbronchusstumpfverschluss, auch unter erschwerten anatomischen Bedingungen linksseitig.

Problem

Das heute weitaus am häufigsten geübte Vorgehen des Bronchusstumpfverschlusses in der resezierenden Lungenchirurgie besteht im Absetzen der (nach entsprechender Gefäßversorgung) zuvor isolierten, nur noch am zugehörigen Bronchus haftenden Lungeneinheit mit einem handelsüblichen Klammernahtgerät. In aller Regel ist dieses Vorgehen unter Zurücklassen eines kurzen (3–5 mm langen) Stumpfes problemlos möglich. [**CAVE: Ein zu kurzer Stumpf hat allerdings auch eine hohe Insuffizienzrate aufgrund der Tracheawandspannung, die auf den verschlossenen Stumpf einwirkt.**]
Eine Durchtrennung der V. azygos ist zur Versorgung des rechten Hauptbronchus nur sehr selten notwendig. Probleme wirft die korrekte Versorgung des linken Hauptbronchus im Rahmen der linksseitigen Pneumonektomie gelegentlich auf, nicht nur bei stark prominentem Aortenbogen oder Tumorbefall des distalen linken Hauptbronchus. Im ersten Fall weist ein zu langer Bronchusstumpf ein deutlich erhöhtes Risiko für eine Stumpfinsuffizienz auf, im letztgenannten Fall kann Inoperabilität resultieren, obwohl die proximalen 2 cm tumorfrei sind, wenn keine ausreichende Mobilisation gelingt.

Lösung und Alternativen

Nach sonst vollständiger Isolierung wird der nur noch am Hauptbronchus fixierte linke Lungenflügel unter Zug gesetzt. Idealerweise wird hierzu soweit distal wie möglich eine kräftige Durchstechungsligatur am Hauptbronchus angebracht, die einen maximalen Zug am Bronchialsystem erlaubt. So lässt sich die Hauptcarina resp. der Abgang des linken Hauptbronchus zum korrekten Ansetzen des Klammernahtgerätes exponieren. Dieses sollte zur Vermeidung einer Zipfelbildung („Jammerecke") bewusst nicht senkrecht, sondern tracheaparallel platziert werden. Alternativ bestehen verschiedene Nahttechniken nach offenem Absetzen des Hauptbronchus, wie z.B. nach Overholt. Hierzu ist allerdings häufig die Mobilisation und vorsichtige Anhebung des Aortenbogens erforderlich.

Risikofaktoren für eine Bronchusstumpfinsuffizienz:
- Stumpf zu lang → Taschenbildung → Sekretretention → Abszedierung
- Stumpf zu kurz (eig. nur rechts) → hohe Gegenkraft der miterfassten Trachealknorpelspangen auf den verschlossenen Stumpf
- Unzureichende Stumpfdeckung
- R2-Resektion im Bereich des abgesetzten Bronchus bei maligner Stumpfinfiltration (Indikation!)
- Anatomische Lungenresektion bei septischer Situation
- Infektion der Pleurahöhle
- Traumatisches Nahtmaterial → Fremdkörpergranulome (Empfehlung: PDS verwenden)
- Technischer Fehler bei der Nahttechnik, z.B. zu eng gestochene oder trans-kartilaginär gestochene Verschlussnähte (→ Frühinsuffizienz)
- Stumpfdenudierung (gestörte Gefäßversorgung)
- Schlechter Patienten-AZ, katabole Stoffwechsellage
- (Längere) Beatmung
- Präoperative thorakale Radiatio bzw. Radiochemotherapie
- Resektionsausmaß

Weiterführende Tipps

→ Interlobärspalt, fehlend; → Hauptbronchusdurchtrennung, Tubuslage; → Lungentumor, technische Operabilität; → Bronchusstumpfdeckung; → Bronchusstumpfinsuffizienz, Therapieoptionen.

Tabelle 1. Seitengetrennte Bronchusstumpfinsuffizienzraten Irlich (1986)

TA	re. 38,3%	li. 2,4%
Handnaht	re. 8,8%	li. 2,5%

Literatur

Bieselt R, Wolf H (1985) Die Anwendung mechanischer Klammernahtgeräte in der Thoraxchirurgie: Indikation, Technik, Ergebnisse. Chirurg 56:232–237

Irlich G (1986) Bronchusstumpfinsuffizienz und Pleuraempyem nach Klammernaht an Bronchus und Lunge in der Thoraxchirurgie. In: Ulrich B, Winter J (Hrsg) Klammernahttechnik in Thorax und Abdomen. Praktische Chirurgie Bd 99, Enke, Stuttgart, S 19–24

Schildberg FW, Meyer G (1991) Allgemeine chirurgische Techniken an der Thoraxwand, der Lunge und dem Bronchialsystem. In: Heberer G, Schildberg FW, Sunder-Plassmann L et al (Hrsg) Lunge und Mediastinum. 2. Aufl, S 196–221

Stallone RJ (1982) Diskussion von: Lawrence GH, Ristroph E, Wood JA et al (1982) Methods for avoiding a dire surgical complication: bronchopleural fistula after pulmonary resection. Am J Surg 144:136–140

Wurning P (1967) Technische Vorteile bei der Hauptbronchusresektion rechts und links. Thoraxchirurgie 15:16–19

Carotisstenose

Ziel
Indikationsstellung zur Herzoperation, Einschätzung des OP-Risikos und perioperatives Management bei einer begleitenden hochgradigen Carotisstenose.

Problem

Viele ältere Patienten und solche mit einer koronaren Herzerkrankung weisen nebenbefundlich eine ein- oder beidseitige Carotisstenose auf. Bei operativen Eingriffen mit der extrakorporalen Zirkulation besteht aufgrund der Absenkung des Mitteldrucks die Gefahr einer zerebralen Hypoperfusion. Die Risikoeinschätzung bei diesen Patienten ist umstritten, wobei es letztendlich um die Frage geht, ob die Carotisstenose vor dem Herzeingriff saniert werden muss.

Lösung und Alternativen

Bei Herzpatienten mit einer signifikanten Carotisstenose wurde in den vergangenen Jahren häufig die Carotisstenose vor einem herzchirurgischen Eingriff saniert. Die Begründung lag in der Gefahr einer zerebralen Minderdurchblutung durch den niedrigeren Fluss der Herz-Lungen-Maschine. Diagnostisch wurde nicht nur eine Carotisangiographie durchgeführt, sondern auch zumeist die zerebrale Durchblutungsreserve bestimmt. Mittlerweile hat sich jedoch die Ansicht durchgesetzt, dass die führende Problematik zuerst operativ angegangen werden sollte. Zeigt ein Herzpatient präoperativ neurologische Symptome im Sinne von TIAs oder PRINDs, sollte die Carotisstenose zuerst versorgt werden. Asymptomatische Patienten können dagegen unmittelbar dem Herzeingriff unterzogen werden, selbst wenn die Carotisstenose hochgradig ist. Allerdings ist es stets empfehlenswert, den Perfusionsdruck unter der extrakorporalen Zirkulation ausreichend hoch, d.h. über 60 mmHg zu halten.

Problematisch sind Patienten mit beidseitigen Befunden. Die meisten Neurologen sehen auch hier keine Indikation zur Carotisoperation und verfahren wie bei einseitigen Carotisstenosen.

Inwieweit die zunehmende perkutane Dilatation von Carotisstenosen diese Vorgehensweise ändern wird bleibt abzuwarten.

Weiterführende Tipps
→ Porzellanaorta; → Subclaviakanülierung bei Typ-A-Dissektion.

Literatur

Lazar HL, Menzoian JO (1998) Coronary artery bypass grafting in patients with cerebrovascular disease. Ann Thorac Surg 66:968–974

Antunes PE, Anacleto G, Olivera JM de et al (2002) Staged carotid and coronary surgery for concomitant carotid and coronary artery disease. Eur J Cardiothorac Surg 21:181–186

Chordaersatz

Ziel

Ersatz rupturierter Chorda im Rahmen einer Mitralklappenrekonstruktion.

Problem

Die Mitralklappenrekonstruktion wird heutzutage gegenüber einem Mitralklappenersatz bevorzugt, da sie bessere Ergebnisse und niedrigere Risiken aufweist. So wird bei intakten oder nur wenig veränderten Klappensegeln und rupturierten Chorda oder Papillarmuskeln die Indikation zum Chordaersatz gestellt. Die exakte Länge einer künstlichen Chorda ist schwierig zu bestimmen. Wird die Neo-Chorda zu kurz, ist das korrespondierende Klappensegel in seiner Bewegung restriktiv eingeschränkt, wird die Neo-Chorda zu lang, ist sie ineffektiv und kann den Klappensegelprolaps nicht beheben.

Lösung und Alternativen

Die filzverstärkte Naht wird zunächst als U-Naht durch den involvierten Papillarmuskel gestochen. Ist nur eines der beiden Klappensegel betroffen, was meistens der Fall ist, können die beiden Segel nun an ihrem freien Rand temporär mit einer einfachen Naht approximiert werden. Hierdurch wird das betroffene Klappensegel in der Klappenebene, d.h. in korrekter Lage, fixiert. Diese Naht hält der Assistent nach atrial gerichtet fest, während der Chirurg die vorgelegte PTFE-Chorda-Nähte von unten durch den Schließungsrand der Klappe sticht und knotet. Nach drei Knoten werden die beiden Gore-Tex-Nähte erneut von der ventrikulären Seite durch das Segel gestochen und geknotet. Abschließend wird die Haltenaht wieder entfernt.

Weiterführende Tipps

→ Mitralklappenanulus, posteriore Verstärkung; → Mitralklappenzugang; → Papillarmuskelrekonstruktion; Quadranguläre Resektion, modifizierte Sliding Plasty.

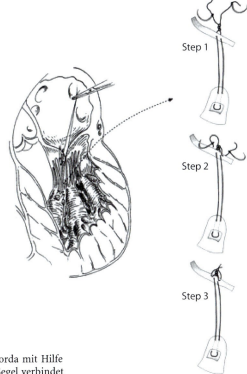

Abb. 1. Fixation der Neochorda mit Hilfe einer Haltenaht, die beide Segel verbindet

Literatur

Sarsam MAI (2002) Simplified technique for determining the length of artificial chordae in mitral valve repair. Ann Thorac Surg 73:1659–1660

Matsumoto T, Kado H, Matsuda M et al (1999) Clinical results of mitral valve repair by reconstructing artificial chordae tendineae in children. J Thorac Cardiovasc Surg 118:94–98

Kasegawa H, Kamata S, Hirata S et al (1989) Simple method for determining proper length of artificial chordae in mitral valve repair. Ann Thorac Surg 57:237–239

Revuelta J, Garcia-Rinaldi R, Gaite L et al (1989) Generation of chordae tendineae with polytetrafluoroethylene stents. J Thorac Cardiovasc Surg 97:98–103

Oppell UO von, Mohr FW (2000) Chordal replacement for both minimally invasive and conventional mitral valve surgery using premeasured Gore-Tex loops. Ann Thorac Surg 70:2166–2168

Chylothorax-Versorgung

Ziel
Suffiziente Versorgung einer oft schwierig zu ortenden Verletzung des Ductus thoracicus.

Problem

Trotz aller Hilfsmittel wie z.B. der präoperativen Applikation von mit Methylenblau vermischter Schlagsahne stellt die genaue Lokalisation des Ductus thoracicus-Defektes vor allem bei spontanem Auftreten oder nach Trauma den Operateur oft vor Schwierigkeiten.

Lösung und Alternativen

Bewährt hat sich uns folgendes Verfahren: bei postoperativem Chylothorax rechts bietet sich die Umstechungsligatur unmittelbar oberhalb des Diaphragma an. Hierzu wird präoperativ die kaliberstärkste verfügbare Magensonde gelegt. Darauf erfolgen mehrere supradiaphragmale paraösophageale Umstechungsligaturen. Konnte die Leckage durch Sahne- bzw. Methylenblau-Austritt identifiziert werden, sollten selbstverständlich beide Anteile des Ductus thoracicus ligiert werden. Im Prinzip ist aber die einseitige, also distale Ligatur völlig ausreichend, da kompetente Klappen einen Rückfluss von Chylus verhindern.

Die Kreuzungsstelle des Ductus zur linken Seite liegt üblicherweise zwischen Th 6 und Th 3. Ein *beiderseitiger* Chylothorax setzt also eine Läsion in dieser Höhe voraus, ihm geht in der Regel ein mediastinales Chylom voraus. Postoperativ ist eine solche Verletzung eine Rarität. Auch hier ist o.g. Verfahren zu favorisieren.

Nach *links*seitiger Operation ipsilateral aufgetreten, ist das kontralaterale OP-Trauma in der Regel allerdings nicht vertretbar. Klassischerweise tritt der postoperative Chylothorax nämlich zwischen dem 2. und 10. postoperativen Tag auf. Hier kann die Chylusfistel nur im Rahmen einer Rethorakotomie mit den eingangs erwähnten Maßnahmen lokalisiert und versorgt werden.

Wird ein Chylothorax ohne vorausgegangene Operation diagnostiziert, liegen die Erfolgsaussichten am höchsten bei der rechts-supradiaphragmalen Umstechung unabhängig von der Lokalisation des Chylothorax.

Weiterführende Tipps
→ Thoraxdrainagengröße; → Eerland-Thoraxdrainage.

Literatur
Glinz W (1979) Thoraxverletzungen: Diagnose, Beurteilung und Management. 2. Aufl, Springer, Berlin Heidelberg New York, S 255–258
Gschnitzer F (1989) Chirurgie des Thorax. Breitner Chirurgische Operationslehre Bd 2, 2. Aufl, Urban & Schwarzenberg, München Wien Baltimore, S 218–219
Rau HG et al (1991) Postoperativer Chylothorax. In: Heberer G, Schildberg FW, Sunder-Plassmann L et al (Hrsg) Praxis der Chirurgie. Lunge und Mediastinum. 2. Aufl, Springer, Berlin Heidelberg New York, S 613–615
Williams KR, Burford TH (1963) The management of chylothorax related to trauma. J Trauma 3:317

Dekortikation, intraoperative PEEP-Beatmung

Ziel
Erleichterung der Dekortikation des Lungenparenchyms unter gleichzeitiger Vermeidung von Parenchymfisteln.

Problem

Die Dekortikation des gefesselten Lungengewebes führt trotz subtilen Vorgehens häufig zu oberflächlichen Parenchymdefekten, da wegen des meist unklaren zeitlichen Krankheitsverlaufs oft der optimale Zeitpunkt der Frühdekortikation verpasst wurde. Aus der prinzipiell innigen Verbindung zwischen viszeraler Pleura und Lungenmantel resultiert je nach Organisationsgrad der Organschwarte im Rahmen der Dekortikation eine traumatische Mitablösung des pleuralen Organblattes, falls die Grenzschicht nicht aufgefunden werden kann. Die resultierenden Parenchymfisteln schließen sich aber erst nach Anlegen der vollständig wiederausgedehnten Lunge an die Brustwand. Es resultiert eine verlängerte Pleuradrainageliegezeit, damit verbunden eine verlängerte Immobilisation des Patienten mit Verschlechterung von Komfort, aber auch allen immobilisationsabhängigen Komplikationsmöglichkeiten, sowie eine mit der Fremdkörperverweildauer assoziierte Zunahme postoperativer, intrathorakaler Infekte.

Lösung und Alternativen

Nach Resektion der parietalen Pleuraschwarte und Ausräumung des Detritus bei Empyem oder Malignom wird die Lunge für die Dekortikation im Sinne eines Wiedereröffnungsmanövers – idealerweise manuell – vom Anästhesisten mit endexspiratorischen Drücken von 20 bis über 50 mmHg (je nach intraoperativer Erfordernis und soweit vom Patienten kreislaufmäßig toleriert) aufgedehnt. Durch die Luftfüllung werden die Alveolen im Moment der Entfesselung dem Operateur entgegengedrängt, was das saubere Identifizieren der Grenzschichten und die anatomisch korrekte Ablösung erheblich erleichtert. Ohne diese Maßnahme kann das operative Vorgehen in der richtigen Schicht gänzlich scheitern. Die mediastinale Pleurawiele sollte be-

lassen bleiben, da sie zu keiner Funktionsbeeinträchtigung führt und bei ihrer Ablösung die Gefahr einer Schädigung des N. phrenicus, die den atemphysiologischen Erfolg der OP aufhebt, zu groß ist.
Kontraindikationen für eine Dekortikation:
- *Mangelnde Patientencompliance* (der intraoperative Gewinn an Lungenausdehnung geht bei unzureichendem postoperativen Atemtraining verloren – bei eingegangenen OP-immanenten Risiken und gesteigerter Pneumonierate)
- *Gleichzeitiges Vorliegen zusätzlicher schwerer diffuser Lungenveränderungen* (die verbesserte Lungenausdehnung bedeutet eine atemphysiologisch ungünstige Erhöhung des Shuntvolumens!)
- *Bronchusstenosen* (die chronifizierte Schrumpfung durch wiederholte post-stenotische Pneumonien ist mit und ohne Beseitigung der Ursache nicht wieder ausdehnbar)

Weiterführende Tipps
→ Dekortikation, Skarifizierung.

Literatur
Denck H (1989) Chirurgische Behandlung pleuraler Veränderungen. In: Gschnitzer F (Hrsg) Chirurgie des Thorax. Breitner Chirurgische Operationslehre Bd 2, 2. Aufl, Urban & Schwarzenberg, München Wien Baltimore, S 133–142

Dekortikation, Skarifizierung

Ziel

Dekortikation der Lunge bei festsitzenden Schwartenbezirken mit größtmöglicher Funktionsverbesserung ohne relevante, d. h. versorgungspflichtige Parenchymläsionen.

Problem

Bei ausgedehnteren Dekortikationen entstehen häufig zahlreiche oberflächliche Luftfisteln durch subpleurale Ablösungen. Wenngleich diese bei erfolgreicher Wiederausdehnung der Lunge durch Kontakt des Parenchyms mit der Brustwand zeitlich limitiert sind, resultieren aus der Ablösung derber Schwarten nach oberflächlicher Abszedierung oft tiefere Defekte mit entsprechend größeren Fistelvolumina. Diese komplizieren den postoperativen Verlauf durch lange postoperative Liegedauer der eingebrachten Thoraxdrainagen bzw. entsprechendes Umdrainieren bei infolge der Grunderkrankung (Pleuraempyem, Pleuramesotheliom) typischerweise deutlich geschwächten, immunreduzierten Patienten.

Lösung und Alternativen

Verbleiben an der Lungenoberfläche festsitzende Schwartenbezirke, die eine deutliche Restriktion des darunter gelegenen Lungenparenchyms zur Folge haben, ist mit dem Skalpell ein schachbrettartiges Inzidieren der Schwartenareale bis unmittelbar subpleural möglich.

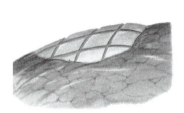 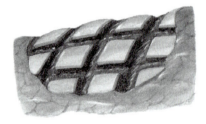

Abb. 1. Schachbrettartige Inzision der Schwarte bis subpleural. Nach vorsichtigem Blähen dehnt sich der Lungenmantel aus

Unter behutsamem Anblähen der Lunge, ggf. unter Abklemmen der gegenseitigen Lunge, weichen die rechteckigen Schwielenfelder bis zur nahezu vollständigen Wiederausdehnung des darunter gelegenen Lungengewebes auseinander.

Alternative Verfahren stellen ein Thorakostoma sowie die verschiedenen Formen der thorakoplastischen Verfahren dar.

Weiterführende Tipps

→ Dekortikation, intraoperative PEEP-Beatmung.

Literatur

Bieselt R (1997) Chirurgische Eingriffe bei Pleuraerkrankungen. In: Rühle KH (Hrsg) Pleura-Erkrankungen. Kohlhammer, Stuttgart Berlin Köln, S 181–185

Denck H (1989) Chirurgische Behandlung pleuraler Veränderungen. In: Gschnitzer F (1989) (Hrsg) Chirurgie des Thorax. Breitner Chirurgische Operationslehre Bd 2, 2. Aufl, Urban & Schwarzenberg, München Wien Baltimore, S 133–142

Toomes H, Vogt-Moykopf J, Ahrendt J (1983) Decortication of the lung. Thorac Cardiovasc Surg 31:338–341

Doppelklappenerweiterungsplastik

Ziel

Simultane Erweiterung eines engen Mitral- und engen Aortenanulus.

Problem

Ein gleichzeitiger Ersatz von Aorten- und Mitralklappe gehört zu den aufwändigeren herzchirurgischen Eingriffen und ist mit einer Letalität von 8–9% assoziiert. Abgesehen von ausgedehnten Verkalkungen und endokarditischen Destruktionen sowie reoperationsbedingten Verwachsungen können enge Anulusverhältnisse den Doppelklappenersatz weiter erschweren und die Implantation „normal" großer Herzklappenprothesen unmöglich machen. Während eine Erweiterung eines Aortenklappenanulus relativ einfach und komplikationsarm durchgeführt werden kann, ist dies im Mitralbereich technisch wesentlich schwieriger und wird daher nur extrem selten durchgeführt. Alternativ kann eine ausgedehnte Dekalzifizierung des Anulus erfolgen, bei der jedoch die Gefahr einer AV-Ruptur besteht, oder es wird eine relativ zu kleine Klappenprothese implantiert, was einen bedeutsamen Restgradienten zur Folge haben kann.

Lösung und Alternativen

Zur simultanen Erweiterung des Aorten- und Mitralklappenanulus muss eine Aorto-anulo-Atriotomie durchgeführt werden. An der Aorta erfolgt eine schräge Aortotomie durch den non-koronaren Sinus in den Aortenklappenanulus. Eine zweite Inzision wird vom Dach des linken Vorhofs in Höhe der oberen Hohlvene durch den Mitralanulus zur aortalen Inzision, d.h. bis zum Aortenanulus, geführt.

Als Prothesen werden bevorzugt mechanische Klappen verwendet, da sie einfacher zu implantieren sind. Um die Erweiterungs- bzw. Rekonstruktionsplastiken zu vereinfachen, kann anstelle einer normalen Mitralklappe ein Aortenconduit verwendet werden. Mit Hilfe eines Ophthalmocauters werden zwei Drittel der Rohrprothese zirkumferent entfernt, mit dem Rest wird die Aorta non-koronar erweitert und daran auch die Aortenklappe entsprechend fixiert (Abb. 1). Darüber hinaus wird ein dreieckiger Erweiterungsflicken aus Rinderperikard, mit dem das Dach des linken Vorhofs erweitert bzw. wieder verschlos-

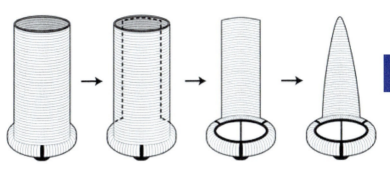

Abb. 1. Zurechtschneiden einer aortalen Conduitprothese für den Mitralklappenersatz

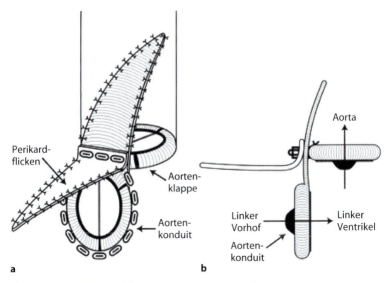

Abb. 2. Rekonstruktionsschema. Der Prothesenanteil des Conduits dient der nonkoronaren Erweiterung der Aorta. Die linksseitige Atriotomie wird mit einem Perikardflicken (P) verschlossen

sen wird, an der verbleibenden Rohrprothese befestigt (Abb. 2). Auf diese Weise können nicht nur beide Herzklappenprothesen sicher verankert werden, sondern es entsteht auch ein neuer stabiler aorto-mitraler Übergang und das Blutungsrisiko ist geringer als bei Verwendung einer normalen Mitralklappe und eines extra Dacronflickens. Durch die Erweiterungsplastiken können die Klappenprothesen um 1–2 Größen größer gewählt werden.

Weiterführende Tipps

→ Aortale Anuloplastik; → Aortenerweiterungsplastik; → Aortenwurzelersatz mit Bioprothese; → Aortenwurzelersatz mit einem klappentragenden Conduit; → Aortenverschluss; → Aortenklappenorientierung.

Literatur

Bauset R, Dagenais F (2002) Double valve replacement through an aorto-annulo-atriotomy using an aortic-valved graft in a mitral position. Ann Thorac Surg 73:1986–1987

Najafi H, Somers J (1993) Mitral and aortic annular enlargement for insertion of adequate prosthetic valves. J Card Surg 8:472–475

David TE, Kwo J, Armstrong S (1997) Aortic and mitral valve replacement with reconstruction of the intervalvular fibrous body. J Thorac Cardiovasc Surg 114:766–772

Ductus Botalli-Verschluss

Ziel
Verschluss eines offenen Ductus arteriosus Botalli beim Erwachsenen.

Problem

Der Ductus arteriosus Botalli ist eine Verbindung zwischen Aorta und Pulmonalarterie, welcher normalerweise unmittelbar nach der Geburt obliteriert. Eine offener Ductus Botalli beim Erwachsenen ist in der Regel kurz und relativ groß (Durchmesser 5–15 mm). Das Gewebe ist sehr zerbrechlich und kann erheblich verkalkt sein. Eine Durchtrennung oder ein Verschluss mit Erhalt der Kontinuität (Ligatur) sind daher zumeist nicht praktikabel oder mit einem hohen Blutungsrisiko assoziiert.

Lösung und Alternativen

Die einfachste Möglichkeit eines Ductus-Verschlusses besteht in einem transpulmonalen Patchverschluss. Nach Institution einer extrakorporalen Zirkulation wird die Pulmonalarterie am schlagenden Herzen im totalen Bypass längs eröffnet. Es zeigt sich unmittelbar ein spritzender Ductus, da die Aortenkanüle nur wenige Zentimeter entfernt ist. Der Ductus wird mit einem Foley-Katheter (20–24 F) temporär okkludiert, da der Rückfluss über die Aorta ansonsten den Eingriff sehr unübersichtlich, wenn nicht sogar unmöglich macht. Praktischerweise kann man den Foley-Katheter nach dem Zurechtschneiden eines entsprechenden Flickens auch durch dessen Mitte führen und ihn dort mit einer Tabaksbeutelnaht sichern. Alternativ kann der Flicken im Kreislaufstillstand eingenäht werden, was jedoch eine tiefe Hypothermie erforderlich macht. Unklar ist, was auf lange Sicht mit dem geschaffenen „duktalen Divertikel" an der Aorta geschieht. Theoretisch besteht die Gefahr einer Thrombose mit nachfolgender Embolisation; entsprechende Berichte sind jedoch nicht bekannt. Will man dies definitiv vermeiden, muss der Ductus (auch) über einen aortalen Zugang verschlossen werden. Dies ist dann besser über eine laterale Thorakotomie zu erreichen.

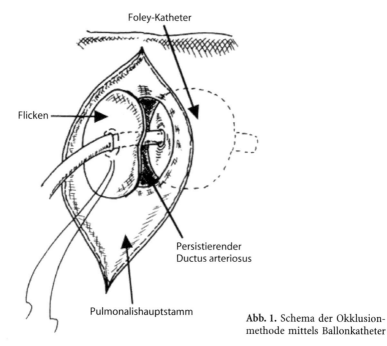

Abb. 1. Schema der Okklusionmethode mittels Ballonkatheter

Weiterführende Tipps
→ Koronarfistel.

Literatur
Toda R, Moriyama Y, Yamashita M et al (2000) Operation for adult patent ductus arteriosus using cardiopulmonary bypass. Ann Thorac Surg 70:1935–1938

Wernly JA, Amerison JL (1980) Intra-aortic closure of the calcified patent ductus: a new operative method not requiring cardiopulmonary bypass. J Thorac Cardiovasc Surg 80:206–210

Scheld HH, Mulch J, Stein H (1982) Surgical treatment of calcified patent ductus arteriosus and coronary artery bypass surgery. A combined operative technique. Thorac Cardiovasc Surg 30:39–40

Eerland-Thoraxdrainage

Ziel
Suffiziente Pneumothorax- und Ergussdrainage nach Lungeneingriffen mit einer einzigen Drainage.

Problem

Postoperativ können nach Lungenresektionen sowohl Parenchymfisteln als auch eine Ergussbildung bzw. Nachblutung ein drainagepflichtiges Problem darstellen. Gemäß den Gesetzen der Schwerkraft erfordern Luft und Flüssigkeiten lage- bzw. verteilungsabhängig verschieden lokalisierte Pleuradrainagen. Neben einer Kostenersparnis und einfacherem Handling für das Pflegepersonal bedeutet aber eine Reduktion der Drainagenanzahl auch einen verbesserten Patientenkomfort.

Lösung und Alternativen

Eine Verbesserung der klassischen Versorgung des operierten Thorax bedeutet die Einlage der Eerland-Drainage, benannt nach ihrem Entwickler, einem holländischen Pulmonologen aus Groningen. Langjährige Erfahrungen mit dieser Form der postoperativen Ableitung haben uns gezeigt, dass diese in Standardsituationen vollkommen ausreichend ist. Hierzu benutzen wir eine handelsübliche, mehrfach vorgelochte Silikondrainage mit Markierungsstreifen vom Kaliber 36 Charr. Diese wird wie üblich vor Verschluss der Thorakotomie im Bereich der hinteren Axillarlinie im Sinus costodiaphragmaticus über eine kleine gesonderte Hautinzision eingeführt. Der Lageverlauf führt dorsal des Lungenflügels bis zur Thoraxkuppel, wo die Drainage bogenförmig nach ventral geleitet wird. Das erste Drainagefenster sollte 2 Querfinger oberhalb des Zwerchfells (zur besseren postoperativen radiologischen Beurteilung im Bereich des kontrastreichen Markierungsstreifens) liegen. So vermag mit einer Drainage gleichermaßen suffizient Luft wie Flüssigkeit aus der Pleurahöhle evakuiert werden. Wir fixieren die Thoraxdrainage mit einer Hautannaht und legen eine 2. Naht zum späteren Verschluss des Drainagekanals nach Drainageentfernung tabaksbeutelartig vor. Es gelten die üblichen Standards

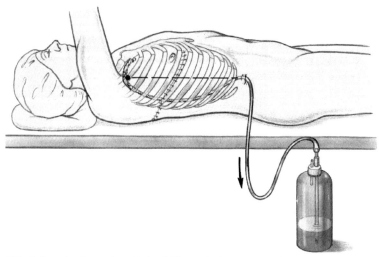

Abb. 1. Korrekte Lage einer Eerland-Thoraxdrainage

zur Überwachung und Pflege einer Thoraxdrainage. Alternativ wird die dorsale Eerland-Drainage von uns nur im Falle einer Pleurektomie/Dekortikation routinemäßig durch Einlage einer zweiten, ventrokranialen Drainage ergänzt.

Weiterführende Tipps
→ Thoraxdrainagenentfernung; → Thoraxdrainagengröße.

Literatur
Bieselt R (1997) Chirurgische Eingriffe bei Pleuraerkrankungen. In: Rühle KH (Hrsg) Pleura-Erkrankungen. Kohlhammer, Stuttgart Berlin Köln, S 181–185

Denck H (1989) Chirurgische Behandlung pleuraler Veränderungen. In: Gschnitzer F (Hrsg) Chirurgie des Thorax. Breitner Chirurgische Operationslehre Bd 2, 2. Aufl, Urban & Schwarzenberg, München Wien Baltimore, S 133–142

Meyer G, Schildberg FW (1991) Thorakotomie und Thoraxwandverschluss. Thoraxdrainagen. In: Heberer G, Schildberg FW, Sunder-Plassmann L, Vogt-Moykopf I (Hrsg) Praxis der Chirurgie. Lunge und Mediastinum. 2. Aufl, Springer, Berlin Heidelberg New York, S 191–195

Entlüftung des Herzens

Ziel
Entfernung der in den vier Herzkammern verbliebenen Restluft nach offener Herzchirurgie, z. B. beim Herzklappenersatz.

Problem

Bei herzchirurgischen Eingriffen, bei denen das linke (und ggf. auch das rechte) Herz eröffnet wurde, muss eine sorgfältige Entlüftung erfolgen, da ansonsten Luftembolien drohen. Während rechtsseitige Embolien klinisch zumeist kaum apparent sind, da für eine postoperative respiratorische Dysfunktion stets auch andere Ursachen infrage kommen, können linksseitige Embolien zu bedeutsamen Symptomen führen. Luft in den Koronararterien kann eine myokardiale Ischämie mit einer dramatischen Senkung der myokardialen Pumpfunktion zur Folgen haben, zerebrale Embolien können zu schweren Durchgangssyndromen bis hin zum Apoplex führen.

Lösung und Alternativen

Das operationstechnische Vorgehen für das linke und rechte Herz ist unterschiedlich. Bei Eingriffen über den linken Vorhof oder Ventrikel wird üblicherweise ein Linksvent in die linke obere Lungenvene eingelegt, über den das Operationsfeld intraoperativ „trockener" gehalten werden kann. Postoperativ können über den Vent atrial verbliebene Luftblasen abgesaugt werden, wogegen ventrikuläre Restluft über eine zusätzliche aortale Inzision entfernt wird. Kontrolliert wird die „Entlüftung" mit dem tranösophagealen Echokardiogramm. Zur Mobilisation von Restluft kann das Herz ggf. auch manuell komprimiert oder geschüttelt werden.

Bei Verwendung retrograder Blutkardioplegie, welche in vielen Institutionen beim Aorten- und Mitralklappenersatz routinemäßig verwendet wird, kann der Koronarsinuskatheter ebenfalls zum Entfernen der Restluft genutzt werden. Zum Ende des Eingriffs, z. B. beim Aortenverschluss, wird der Linksvent abgestellt und über den Koronarsinuskatheter retrograd Kardioplegielösung oder noch besser Blut perfundiert. Hierdurch füllt sich der linke Vorhof über das (nicht mehr abgesaugte) arterielle Blut aus den Lungenvenen. Nachfolgend füllen sich der linksventrikuläre Ausflusstrakt und die A. ascendens, in die auch das aus den Koronarostien herausperlende venöse Blut perlt. Auf diese Weise kann eine sehr effektive Entlüftung des gesamten Herzens erreicht werden. Der große Vorteil der Blutperfusion gegenüber einer abschließenden Kardioplegie- oder *Hotshot*-Gabe liegt darin, dass das Herz unter diesen Maßnahmen im Sinne einer kontrollierten Reperfusion trotz abgeklemmter Aorta zu kontrahieren beginnen kann. Im Idealfall schlägt das entlastete Herz bereits vor dem Lösen der Aortenklemme und behält seinen Rhythmus auch mit Abnahme der Aortenklemme.

Eine ausschließliche Entlüftung des rechten Herzens ist sehr einfach. Bei Eingriffen am rechten Herzen ist stets eine bicavale Kanülierung erforderlich, wobei beide Hohlvenen für den totalen Bypass angeschlungen und mit einer Drossel (Tourniquet) versorgt werden müssen. Kurz vor dem Verschluss des rechten Vorhofs wird einfach eine Hohlvenendrossel gelöst – am schlagenden oder stillgestellten Herzen – bis das Blut aus der Atriotomie herausquillt. Hiernach kann die Drossel wieder angezogen werden oder aber auf einen partiellen Bypass gewechselt werden.

Weiterführende Tipps

→ Kanülierung, bicaval; → Koronarsinusverletzung.

Literatur

Rodriguez RA, Cornel, G, Weerasena NA et al (2001) Effect of Trendelenburg head position during cardiac deairing on cerebral microemboli: a randomized controlled trial. J Thorac Cardiovasc Surg 121:3–9

Milsom FP, Mitchell, SJ (1998) A dual-vent left heart deairing technique markedly reduces carotid artery microemboli. Ann Thorac Surg 66:785–791

Gundry SR (1998) Facile left ventricular deairing by administration of cardioplegia into the left ventricular vent. Ann Thorac Surg 66:2117–2118

Hauptbronchusdurchtrennung, Tubuslage

Ziel
Hauptbronchusstumpfverschluss mit Minimierung des Insuffizienzrisikos.

Problem

Die bis zu 15% hohe Rate der frühpostoperativen, technisch bedingten Stumpfinsuffizienzen insbesondere am Hauptbronchus ist nach wie vor ein erhebliches Problem. Die Spannungsfreiheit des Bronchusstumpfverschlusses spielt bei der Verhütung der Stumpfinsuffizienz eine wesentliche Rolle.

Lösung und Alternativen
Zwecks Reduktion der Spannung auf die Klammernahtreihe wird auf Veranlassung des Operateurs vor Schließen des linearen Klammernahtgerätes der doppellumige Tubus vom Anästhesisten weit in die Trachea zurückgezogen. Dadurch entfällt die Tubus bedingte Vordehnung der über dem einliegenden Tubus geschlossenen Klammern, die dann nach Entfernung des Tubus lockerer einliegend „auf Lücke stünden", wodurch die Gefahr einer unzureichenden Verankerung der Klammernahtreihe bestehen würde. Besonders wichtig erscheint uns dies Vorgehen aufgrund der häufigeren Verwendung linksläufiger Doppellumentuben beim Verschluss des linken Hauptbronchus.

Weiterführende Tipps
→ Bronchusstumpfverschluss, kurzer Stumpf; → Bronchusstumpfdeckung; → Thoraxfenster; → Bronchusstumpfinsuffizienz, Therapieoptionen

Literatur
Schildberg FW, Meyer G (1991) Allgemeine chirurgische Techniken an der Thoraxwand. Operationstechnische Grundlagen am Tracheobronchialsystem. In: Heberer G, Schildberg FW, Sunder-Plassmann L, Vogt-Moykopf I (Hrsg) Praxis der Chirurgie. Lunge und Mediastinum. 2. Aufl, Springer, Berlin Heidelberg New York, S 204–212

Heparin-induzierte Thrombozytopenie Typ II (HIT II)

Ziel

Extrakorporale Zirkulation bei Patienten mit einer HIT II.

Problem

Für den Einsatz der Herz-Lungen-Maschine muss das Blut ungerinnbar gemacht werden. Hierfür wird standardmäßig Heparin verwandt. Eine bekannte Nebenwirkung der Heparintherapie ist eine Thrombozytopenie, wobei zwei Typen unterschieden werden. Während die HIT I relativ harmlos und nach Absetzen des Heparins reversibel ist, kann eine HIT II lebensbedrohliche thrombembolische Komplikationen nach sich ziehen. Diese Patienten besitzen Antikörper, die Thrombozyten in Gegenwart von Heparin oder anderen hoch sulfatierten Oligosacchariden aktivieren. In drei Viertel der Fälle ist der Heparinplättchenfaktor-4 das ursächliche Antigen. Aus diesem Grunde dürfen Patienten mit einer HIT Typ II und nachgewiesenen Antikörpern nicht mit Heparin behandelt werden, sie benötigen eine alternative Antikoagulation.

Lösung und Alternativen

Für eine alternative Antikoagulation werden derzeit überwiegend zwei Präparate verwendet, deren beider Nutzung jedoch mit einem höheren Blutungsrisiko assoziiert ist:

- (Danaparoid, Orgaran®)
  Bei der Antifaktor-Xa-Gabe werden Spiegel von 1,2–1,5 E/ml angestrebt. Allerdings ist die Steuerung des Medikaments wesentlich problematischer im Vergleich zu Heparin, da die Spiegelmessungen zeitaufwändig sind (zumeist im OP-Betrieb nicht praktikabel) und eine gezielte Antagonisierung des Präparats nicht möglich ist.
  Antifaktor Xa-Protokoll:
  - Priming der Herz-Lungen-Maschine: 3000 E
  - iv-Bolus: 100 E/kg
  - Infusion: 200 E/h
  - Zielspiegel: 1,2–1,5 E/ml
  - Halbwertszeit: 25 h (Elimination über Leber und Niere)

- Hirudinderivate (Lepirudin, Refludan®)
  Die Hirudinderivate sind noch schwieriger zu managen. Hier kann die Dosierung am besten über eine Messung der Ecarinzeit kontrolliert werden, dies ist aber nur in sehr wenigen Institutionen möglich. Die PTT-Messung ist weniger zuverlässig, wird aber zumeist als ausreichend angesehen.
  Hirudin-Protokoll:
  - Priming der Herz-Lungen-Maschine: 0,2 mg/kg
  - iv-Bolus: 0,25 mg/kg
  - Infusion: 0,5 mg/kg
  - Zielspiegel: 3,5–5,0 g/ml
  - Halbwertszeit: 1,3 h
- Zeigt ein Patient mit anamnestisch bekannter HIT II vor dem geplanten Eingriff einen negativen Antikörpertest (HIPA-Test, Boehringer, Mannheim), kann man für die extrakorporale Zirkulation Heparin benutzen. Da die Heparingabe zu einer erneuten Antikörperinduktion führt, sollte man unmittelbar postoperativ dann auf eines der o. g. alternativen Antikoagulationsschemata wechseln. Diese Vorgehensweise hat sich in kleinen Fallzahlen bewährt, da sie den Vorteil eines wesentlich geringeren intra- und postoperativen Blutungsrisikos aufweist.

Weiterführende Tipps
→ LVAD-Implantation, Prävention von Blutungen.

Literatur
Christiansen S, Jahn UR, Meyer J et al (2000) Anticoagulative management of patients requiring left ventricular assist device implantation and suffering form heparin-induced thrombocytopenia type II. Ann Thorac Surg 69:774–777

Greinacher A (1999) Heparin-induced thrombocytopenia – pathogenesis and treatment. Thromb Haemost 82 (1):148–156

Herzschrittmacherdrähte

Ziel
Einfache und sichere Implantation von passageren epikardialen Herzschrittmacherdrähten.

Problem

Nach Herzklappeneingriffen, insbesondere nach einem Aortenklappenersatz, aber auch nach koronarer Bypasschirurgie können AV-Überleitungsstörungen auftreten. Aus diesem Grund erhalten alle Patienten prophylaktisch ein epikardiales Schrittmacherkabel. Postoperative Fehlfunktionen dieser passageren Herzschrittmacherdrähte können zu lebensbedrohlichen Situationen führen.

Lösung und Alternativen

Hauptursache der postoperativen Dysfunktion von Herzschrittmacherdrähten ist, sofern sie nicht ausgerissen sind, deren Fehleinlage in das epikardiale Fett. Bei einem oberflächlich stark verfetteten Herz bestehen zwei Möglichkeiten eine Fehlfunktion des Schrittmacherkabels zu vermeiden. Ist das Schrittmacherkabel mit einer Nadel versehen, kann man so tief stechen, dass das Myokard unter dem epikardialen Fett erreicht wird. Hierbei besteht allerdings die Gefahr, bis in das rechtsventrikuläre Lumen zu stechen und eine gefährliche Blutung zu provozieren. Besser ist es, den Schrittmacherdraht an der Unterseite des Herzens zwischen dem rechtsventrikulären Ast und dem Ramus interventricularis posterior der rechten Koronararterie zu fixieren. Selbst bei schwerster epikardialer Verfettung ist diese Seite des Herzens in der Regel fettfrei, d. h. das Myokard ist nicht bedeckt.

Vorhofdrähte, die mit einer Nadel versehen sind, führen dagegen in erster Linie zu Blutungen, da die Vorhofwand häufig sehr dünn ist. Daher ist es empfehlenswert, die Vorhofsonde im Bereich der venösen Kanülierungsstelle anzubringen. Durch das Knoten der Kanülierungsnaht entsteht ein „Muskelwulst", an dem die Elektrode mit einer geringen Blutungsgefahr befestigt werden kann.

Weiterführende Tipps
→ Biventrikuläre Stimulation, postoperativ; → Vorhofflattern/-flimmern.

Literatur
Elmi F, Tullo NG, Khalighi K (2002) Natural history and predictors of temporary epicardial pacemaker wire function in patients after open heart surgery. Cardiology 98:175–180

Wirtz S, Schulte HD, Winter J et al (1989) Reliability of different temporary myocardial pacing leads. Thorac Cardiovasc Surg 37:163–168

Hurle A, Gomez-Plana J, Sanchez J et al (2002) Optimal location for temporary epicardial pacing leads following open heart surgery. Pacing Clin Electrophysiol 25:1049–1052

Herzschrittmacherelektrodenwechsel

Ziel
Wechsel einer Schrittmacherelektrode nach frühpostoperativer Fehlfunktion.

Problem

Bei der Implantation eines Herzschrittmachers besteht bei Punktion der V. subclavia das Risiko eines Pneumothorax, einer Blutung und einer Thrombose des Gefäßes. Diese Komplikationen lassen sich durch eine adäquate chirurgische Technik vermeiden. Eines der häufigsten weniger beeinflussbaren Probleme ist eine frühpostoperative Fehlfunktion, meistens infolge einer Sondendislokation. Zunächst wird eine Repositionierung der Elektrode versucht. Gelingt dies nicht, muss sie ausgetauscht werden. Eine erneute Punktion der Subclavia ist wiederum mit den genannten Risiken assoziiert und kann dadurch eine erhebliche Morbidität mit sich bringen. Ein Elektrodenwechsel im Sinne einer Seldingertechnik ist nicht möglich, da die Elektrodenspitze nicht für einen Wechseldraht durchgängig ist.

Lösung und Alternativen

Ein einfaches Verfahren zum Austausch einer Schrittmachersonde bei frühpostoperativer Fehlfunktion besteht darin, einen Führungsdraht in der Ummantelung des Schrittmachers temporär zu verankern. Zunächst wird die Schrittmacherelektrode aufgesucht und soweit zurückgezogen, dass deren Ende im rechten Vorhof liegt (Abb. 1a, 1b). Im Niveau des chirurgischen Zugangs wird die Ummantelung der Elektrode inzidiert, und die Spitze des Führungsdrahts einige Zentimeter in die Ummantelung geschoben (Abb. 1c). Die Schrittmacherelektrode mit dem „Huckepack"- Führungsdraht wird nun wieder ventrikelwärts vorgeschoben, wodurch der Führungsdraht in das Gefäßlumen gelangt (Abb. 1d). Durch leichten Zug am Führungsdraht unter weiterem Vorschieben der Schrittmacherelektrode löst sich der Draht von der Elektrode (Abb. 1e). Anschließend kann die alte Schrittmacherelektrode entfernt und eine neue über den liegenden Führungsdraht platziert werden (Abb. 1f).

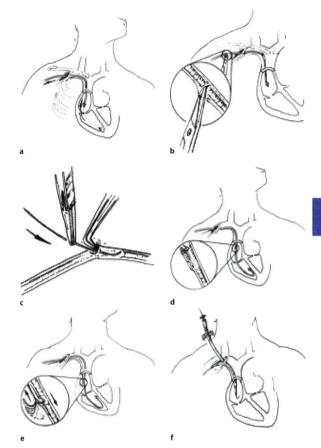

Abb. 1. Der Führungsdraht wird „Huckepack" mit der alten Elektrode ins Gefäßlumen gebracht

Weiterführende Tipps
→ Herzschrittmacherdrähte.

Literatur
Steinberg SD, Mayer DA, Tsapogas MJ et al (2000) Pacemaker leads: a simple atraumatic method for replacing pacemaker electrodes. Ann Thorac Surg 70:1426–1428

Herztransplantation, alternative bicavale Technik

Ziel
Erleichterte Implantation des Spenderherzens mit bicavaler Anastomosierung.

Problem

Die am häufigsten verwandte Transplantationstechnik nach Lower und Shumway belässt die Rückwand des linken und rechten Vorhofs. Bei der hämodynamisch vorteilhafteren total orthotopen Technik werden auch die atrialen Rückwände reseziert und die Lungenvenen und Hohlvenen End-zu-End zwischen Spender und Empfänger anastomosiert. Da diese Operationstechnik wesentlich zeitaufwändiger und komplikationsträchtiger ist und bei gleichzeitiger Lungenspende u. U. wenig Gewebe für eine Anastomosierung der Lungenvenen vorhanden sein kann, wurden Mischtechniken entwickelt, bei denen die linksatriale Rückwand belassen und die rechtsseitige reseziert wird. Hierdurch bleiben die cavalen Anastomosen jedoch problematisch.

Lösung und Alternativen

Um die cavalen Anastomosen leichter zu gestalten, bietet sich eine Modifikation bei der Kardioektomie des erkrankten nativen Herzens an. Der linke Vorhof, Aorta und Pulmonalarterie werden in üblicherweise, d.h. entsprechend der Methode nach Lower und Shumway durchtrennt. Die Wand des rechten Vorhofs wird anterolateral reseziert, ebenso wie das interatriale Septum. Die dorsale Wand des rechten Vorhofs, welche die rechten Lungenvenen bedeckt, wird als schmaler Streifen belassen und erhält dadurch die Geometrie der beteiligten Strukturen. Die korrekte Orientierung der Gefäßstrukturen und die Abschätzung der optimalen Länge wird wesentlich vereinfacht.

Die Implantation des Spenderherzens beginnt mit der linksatrialen Anastomose gefolgt von der aortalen und pulmonalen Anastomose. Die untere Hohlvene wird teleskopartig eingenäht, anschließend (evtl. nach Freigabe der Perfusion) in identischer Weise die obere Hohlvene.

Herztransplantation, alternative bicavale Technik 73

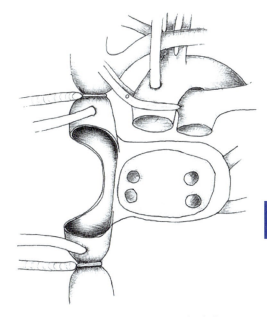

Abb. 1. Z. n. Kardiektomie des Empfängerherzens. Die Rückwand des linken Vorhofs wird belassen, der rechte Vorhof wird bis auf eine schmale Gewebebrücke zwischen den Hohlvenen reseziert

Mit diesem Teleskoping lassen sich darüber hinaus große Kaliberunterschiede recht einfach ausgleichen.

Weiterführende Tipps

→ Herztransplantation, Größenmismatch; → Herztransplantation, Konservierung.

Literatur

Tsilimingas NB (2003) Modification of bicaval anastomosis: an alternative technique for orthotopic cardiac transplantation. Ann Thorac Surg 75: 1333–1334

Herztransplantation, Größenmismatch

Ziel
Implantation eines relativ kleinen Spenderherzens in einen großen Empfängersitus bzw. eines relativ großen Spenders in einen kleinen Empfängersitus.

Problem

Patienten mit einer dilatativen Kardiomyopathie im Endstadium haben immens große Herzen. Bei einer Herztransplantation mit einem normal großen Herz oder einem Kinderherz gilt es bisweilen, ein erhebliches Größenmismatch auszugleichen. Gleiches gilt für Patienten mit einer ischämischen Kardiomyopathie und kleinen Vorhöfen, die ein im Vergleich größeres Spenderherz erhalten.

Lösung und Alternativen

Bei einer Herztransplantation mit der Lower und Shumway-Technik müssen bei der linksatrialen Anastomose die Lungenvenenmündungen an beiden Seiten mit dem Spenderherz abgedeckt werden. Bei einem kleinen Spenderherz bedeutet dies, dass die Anastomose so tief wie möglich in der linksatrialen Manschette erfolgen muss. Ist dies aufgrund des schweren Größenunterschiedes nicht möglich, muss man die Lungenvenenostien isolieren, um sie nach medial verlagern zu können, den restlichen linken Vorhof resezieren und die Lungenvenen im Sinne einer total orthotopen Transplantation implantieren. Hinsichtlich des rechten Vorhofs ist es zumeist besser, diesen nicht zu resezieren, sondern die freie Wand mit dem Septum so zu vernähen, dass eine röhrenförmige Verlängerung der Hohlvenen mit einer kleineren rechtsatrialen Öffnung entsteht. Bei der Anastomosierung der Pulmonalarterie kann der Größenunterschied durch Nutzung der aufgeschnittenen Pulmonalisbifurkation des Spenders ausgeglichen werden, bei der aortalen Anastomose lässt sich über den Abgang des Truncus brachiocephalicus eine größere Anastomosenfläche schaffen.

Bei einem zu großen Spenderherz wird möglichst viel an nativem Vorhofgewebe belassen, d.h. das erkrankte Herz wird direkt am AV-Sulcus exzidiert. Hinsichtlich des linken Vorhofs kann man alternativ

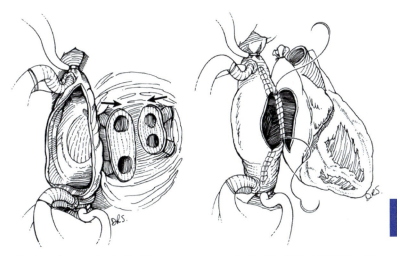

Abb. 1. Isolierung der beidseitigen Lungenvenenmündungen (links), Verkleinerung der rechtsatrialen Öffnung durch Vernähen von rechtsatrialer Wand und Septum (rechts)

diesen auch resezieren und die Pulmonalvenen direkt inserieren. Die rechtsatriale Anastomose ist unproblematisch, da diese nicht anatomisch erfolgt, und die Inzision im Spenderherz in ihrer Länge variabel ist. Die Anastomosierung von Aorta und Pulmonalarterie stellt in der Regel kein Problem dar.

Weiterführende Tipps

→ Herztransplantation, Konservierung; → Entlüftung des Herzens

Literatur

Bishay ES, Smedira NG (2000) Surgical management of massive atrial size mismatch in heart transplantation. Ann Thorac Surg 69:618–620

Dreyfus G, Jebara V, Mihaileanu S et al (1991) Total orthotopic heart transplantation: an alternative to the standard technique. Ann Thorac Surg 52:1181–1184

Shumway NE, Lower RR, Stofer RC (1966) Transplantation for the heart. Adv Surg 2:265–284

Herztransplantation, Konservierung

Ziel
Optimale Konservierung des Spenderherzens.

Problem

Jede Herztransplantation ist mit einer Ischämie des Spenderorgans verbunden, weswegen eine möglichst gute Konservierung notwendig ist. Bei schlechten Entnahmebedingungen und bei Spenderherzen schlechterer Qualität kann die übliche Ischämietoleranz von 3–4 h problematisch werden.

Lösung und Alternativen

Herkömmlicherweise erfolgt bei einer Herztransplantation eine einmalige Perfusion mit einer kristallinen Kardioplegielösung. Es gibt keine Standardperfusionslösung, jedoch wird zumeist Bretschneider-Lösung verwandt. Die Hypothermie während des Transports und der nachfolgenden Implantation ist die einzige weitere protektive Maßnahme bis zum Lösen der Aortenklemme.

Eine verbesserte Konservierung wird am einfachsten durch weitere Kardioplegiegaben während der Implantation erreicht. Dies kann intermittierend oder kontinuierlich geschehen. Intermittierende Gaben können über die Aortenwurzel gegeben werden, eine kontinuierliche Gabe vom Beginn bis zum Ende der Implantation ist nur über einen Koronarsinuskatheter, d.h. retrograd, möglich. Eine kontinuierliche Gabe ist jedoch zumeist störend und kann die Implantation sehr mühsam gestalten.

Eine Alternative ist folgendes Vorgehen: Die Implantation beginnt auf herkömmliche Weise mit der Anastomose des linken und rechten Vorhofs. Sobald die Implantationsverhältnisse übersichtlich sind (zumeist nach septaler Naht des rechten Vorhofs), erfolgt eine antegrade, d.h. aortale Perfusion mit reinem Blut über die Aortenwurzel, am besten über einen manuell blockierbaren Koronarsinuskatheter. Die Blutperfusion wird aufrechterhalten bis die pulmonale Anastomose fertig ist. Bei einem guten Spenderorgan und nur moderater Hypothermie ist es dabei nicht selten, dass das Herz trotz Aortenklemme zu schlagen beginnt! Darüber hinaus wird das Herz gut entlüftet, sofern man den Linksvent stoppt. Für die Aortenanastomose wird die koronare Blutperfusion unterbrochen. Nach Fertigstellung der Aorta wird die Perfusion des Herzens durch Lösen der Aortenklemme endgültig restituiert. Die zweite kurze Ischämiephase ist klinisch unproblematisch.

Weiterführende Tipps
→ Herztransplantation, Größenmismatch; → Entlüftung des Herzens.

Literatur
Gersak B (2003) A technique for aortic valve replacement on the beating heart with continuous retrograde coronary sinus perfusion with warm oxygenated blood. Ann Thorac Surg 76:1312–1314

Homograft-Autograft-Klappenhalter

Ziel

Vereinfachte Implantation eines Homografts oder Autografts.

Problem

Homografts und Autografts sind menschliche Klappen, die kein Gerüst zu ihrer Stabilisierung aufweisen. Eine optimale Implantation einer solchen Klappe setzt eine korrekte Orientierung mit einem präzisen Ausrichten der Kommissuren voraus, was bei einer manuellen Stabilisierung der Klappe bei Implantation nicht immer einfach ist.

Lösung und Alternativen

Mit Hilfe eine 20 ml-Spritze kann innerhalb weniger Minuten ein effektiver Klappenhalter geschaffen werden. Die Spitze der Spritze wird abgetrennt und die Kante geglättet. Anschließend kann das distale Ende des Conduits bis zum sinotubulären Übergang über die Spritze ge-

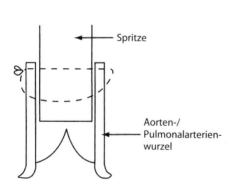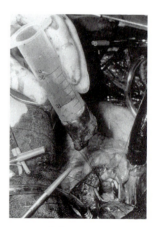

Abb. 1. Montage des Homografts/Autografts auf der Spritze (links), intraoperative Anwendung (rechts)

schoben werden. Der Klappenanulus bleibt frei und wird aufgespannt. Mit Hilfe einer Naht wird das Conduit an der Spritze gesichert.

Weiterführende Tipps
→ Aortaler Homograft, Größenmatch; → Aortenplastik bei Stentless-Prothese.

Literatur
Trivedi UH, Blauth CI (2000) Homograft-autograft valve holder. Ann Thorac Surg 70:677–678

Interlobärspalt, fehlend

Ziel

Präparation primär nicht erkennbarer Lappen- oder Segmentgrenzen.

Problem

Anatomische Segment-, aber auch Lappenresektionen sind manchmal aufgrund nicht erkennbarer Segmentgrenzen resp. nicht angelegter Interlobärspalte problematisch. Das konventionelle präparative Vorgehen mit Notwendigkeit der primären Identifikation der venösen und arteriellen Gefäßversorgung und Unterbindung der Gefäße nach ihrer Zuordnung zum fallenden Segment resp. Lappen erfordert zunächst die Durchtrennung des Parenchyms im Verlauf der vermuteten Segmentgrenzen resp. der Parenchymbrücken. Dabei resultieren zwangsläufig fistelnde Parenchymdefekte mit allen bekannten Folgen.

Lösung und Alternativen

Abweichend vom konventionellen Vorgehen „von ventral" wird nach dem geplanten Resektionsausmaß entsprechender Spaltung der pleuromediastinalen Umschlagsfalte der betreffende Bronchusabgang von dorsal her präpariert und abgeklemmt. Die resultierende lobäre bzw. segmentale Atelektase nach anästhesiologischem Wiedereröffnungsmanöver zeigt den exakten Grenzverlauf und ermöglicht nach Inzision der deckenden Pleura viszeralis unter fortgesetzter Beatmung die stumpfe, atraumatische Trennung der betreffenden anatomischen Einheiten voneinander unter Vermeidung von Leckagen. Bewährt hat sich hier das digitale Abschieben des zu resezierenden Gewebes, alternativ mit angefeuchteten Stieltupfern.

Weiterführende Tipps

→ Parenchymbrückendurchtrennung; → Ligamentum pulmonale, Spaltung.

Literatur

Lezius A (1953) Die Lungenresektionen. Thieme, Stuttgart
Nohl-Oser HC, Salzer GM (1985) Präparation und Versorgung der großen Gefäße. In: Nohl-Oser HC, Salzer GM (Hrsg) Lungenchirurgie. Thieme, Stuttgart, S 66–70
Schildberg FW, Meyer G (1991) Operationstechnische Grundlagen am Lungengefäßsystem. In: Heberer G, Schildberg FW, Sunder-Plassmann L et al (Hrsg) Die Praxis der Chirurgie. Lunge und Mediastinum. 2. Aufl, Springer, Berlin Heidelberg New York, S 213–221

Intraaortale Ballonpumpe

Ziel
Einlegen der IABP ohne Kompromittierung der Mesenterial- und Extremitätenperfusion.

Problem

Die Einlage eines IABP-Katheters in die A. femoralis kann bei einer peripheren arteriellen Verschlusskrankheit oder bei klein angelegten Gefäßen zu einer erheblichen Minderperfusion führen bzw. eine schwere Ischämie der entsprechenden Extremität zur Folge haben.
Darüber hinaus kann eine inkorrekte Katheterlage bedeutsame abdominelle Komplikationen provozieren. Liegt der Katheter zu tief, kann der Ballon die Perfusion der Mesenterialgefäße, insbesondere des Truncus coeliacus kompromittieren. Wird der Katheter zu weit nach kranial vorgeschoben, kann er einerseits die Aortenklappe verletzen, und andererseits in einem Carotisgefäß landen.

Lösung und Alternativen
Bei bekannter bedeutsamer peripherer arterieller Verschlusskrankheit genügt es in der Regel, einen dünnen IABP-Katheter, d.h. der Größe 8 F zu verwenden und diesen ohne Einführbesteck einzubringen. Hierbei ist es wichtig, die Eintrittsstelle mit der Schutzhülle zu bedecken, damit nachfolgend noch eine sterile Lagekorrektur des IABP-Katheters erfolgen kann. Mittlerweile ist dieses Vorgehen in vielen Institutionen Standard für jeden Patienten. Alternativ kann der IABP-Katheter über eine an die A. femoralis End-zu-Seit anastomosierte Dacronprothese eingelegt werden.
Bei einem Verschluss der Iliacal- oder Femoralgefäße und bei einem extremen Kinking ist eine IABP-Insertion nur über die A. ascendens bzw. den Aortenbogen möglich. Dies ist wesentlich problematischer. Der Katheter wird über eine (doppelte) Tabaksbeutelnaht eingelegt, wobei eine digitale Okklusion der linken A. subclavia eine Fehllage in dieses Gefäß verhindert. Die korrekte Lage des IABP-Katheters lässt sich, abgesehen von einer echokardiographischen Kontrolle, auch

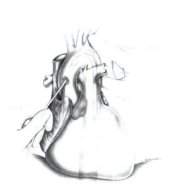 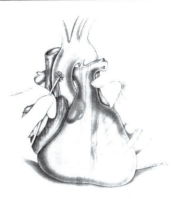

Abb. 1. Die digitale Okklusion der linken A. subclavia verhindert eine Fehllage der transthorakal eingelegten IABP (links). Die korrekte Lage des IABP-Katheters lässt sich, abgesehen von einer echokardiographischen Kontrolle, auch durch Palpation der A. descendens ermitteln (rechts)

durch Palpation der A. descendens ermitteln. Der Thorax kann nicht endgültig verschlossen werden und das Entfernen des Katheters erfolgt wiederum am eröffneten Thorax, da die Insertionsstelle kontrolliert und ggf. umstochen werden muss. Ein solches Vorgehen eignet sich besonders für Patienten, bei denen der Thorax im Rahmen einer ECMO-Implantation nur provisorisch verschlossen wird. Will man den Thorax definitiv verschließen, muss man an der aortalen Insertionsstelle eine Dacronprothese (Durchmesser 6–8 mm) anastomosieren und diese subxiphoidal oder parasternal ausleiten. Nun kann der IABP-Katheter über die Dacronprothese in die Aorta eingeführt werden. Eine Ligatur der Prothese um den Katheter ist für die Hämostase ausreichend. Später kann der IABP-Katheter ohne erneute Eröffnung des Thorax wieder entfernt werden, die Dacronprothese wird dann übernäht und subkutan belassen.

Weiterführende Tipps
→ Kanülierung, femoral.

Literatur
Santini F, Mazzucco A (1997) Transthoracic intraortic counterpulsation: a simple method for balloon catheter positioning. Ann Thorac Surg 64:859–860

ITA-Schutz

Ziel

Schutz des ITA-Pedikels vor Verletzung bei einer Reoperation.

Problem

Die Anastomosierung der LITA mit dem RIVA ist Standard und erfolgt in mehr als 90% aller Koronarrevaskularisationen. Reoperationen bei zuvor verwandter LITA, z.B. aufgrund einer progressiven Grunderkrankung oder wegen verschlossener Venenbypasses, bergen das Risiko einer Verletzung der ITA, insbesondere wenn sie dem Sternum dorsal anliegen.

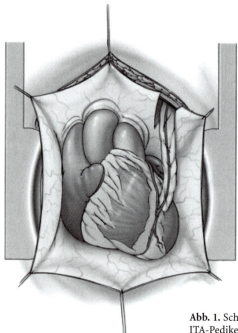

Abb. 1. Schlitzen des Perikards, damit der ITA-Pedikel in der linken Thoraxhöhle zu liegen kommt

Lösung und Alternativen

Die beste Prävention liegt in der Positionierung des ITA-Pedikels beim Ersteingriff. Eine hervorragende Möglichkeit, eine retrosternale ITA-Lage zu vermeiden, besteht darin, das Perikard lateral der Pulmonalarterie vertikal bis zu dem Punkt zu schlitzen, an dem der ITA-Pedikel normalerweise (spannungsfrei) in die Perikardhöhle eintreten würde. Hierdurch kommt der ITA-Pedikel letztendlich anterior des N. phrenicus und lateral der Pulmonalarterie zu liegen. Nachfolgend wird der Schlitz oberhalb des Pedikels wieder verschlossen. Man kann stattdessen den ITA-Pedikel auch über ein Loch im Perikard zum Herzen führen, was aber zumeist umständlicher als das genannte Verfahren ist. Ein weiterer Vorteil dieser Methode besteht darin, dass die maximale Länge des ITA-Pedikels genutzt werden kann.

Eine Alternative wäre, den ITA-Pedikel in PTFE einzuwickeln, das ist aber teuer und schlichtweg nicht notwendig.

Weiterführende Tipps

→ ITA-Skelettierung; → T-Graft; → Resternotomie

Literatur

Gillinov AM, Casselman FP, Lytle BW et al (1999) Injury to a patent left internal thoracic artery graft at coronary reoperation. Ann Thorac Surg 67:382–386

ITA-Skelettierung

Ziel
Präparation einer skelettierten ITA mit Hilfe des Ultraschallmessers.

Problem
Die Präparation der A. thoracica interna als Pedikel führt zu einer Verminderung der sternalen Durchblutung und bei entsprechender Risikokonstellation (u.a. Diabetes mellitus) zu einer erhöhten Rate sternaler Wundinfektionen. Um das Risiko sternaler Wundheilungsstörungen zu senken, kann die ITA als isoliertes Gefäß, d.h. skelettiert, präpariert werden. Die Präparation mit dem Elektrokauter birgt das Risiko einer Gefäßverletzung, wogegen eine ausschließliche Darstellung des Gefäßes mit der Schere und mit Clips ein höheres Hämorrhagiepotenzial trägt.

Lösung und Alternativen
Ultraschallmesser schneiden durch eine mechanische Vibration mit sehr hohen Frequenzen (ca. 50 000/s). Bei der Koagulation entstehen im Gewebe nur etwa 80 °C, während bei Elektrokauter über 300 °C gemessen werden.

Zur ITA-Präparation wird die Fascia endothoracica unmittelbar medial der medialen Begleitvene längs inzidiert und die Vene von der Arterie disseziert, wobei man mindestens 1 mm Abstand zur ITA halten sollte. Anschließend kann die Faszie vorsichtig zurückgezogen und die sternalen Gefäßäste können durchtrennt werden. Bei einem weiteren Zug an der Faszie kommen zunächst die dorsalen und danach die interkostalen Äste zur Darstellung, welche ebenfalls durchtrennt werden. Auf diese Weise können alle Äste von einer Präparationsstelle aus angegangen werden.

Weiterführende Tipps
→ ITA-Schutz; → T-Graft.

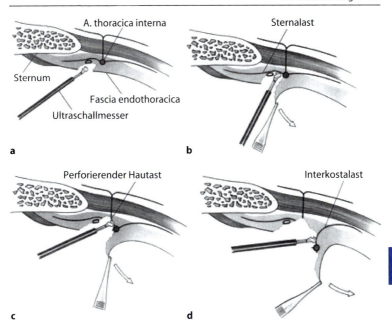

Abb. 1. Durchtrennung der Fascia endothoracica (a), des sternalen Astes (b), des dorsalen Astes (c) und des interkostalen Astes (d) mit Hilfe des Ultraschallmessers

Literatur

Higami T, Kozawa S, Asada T et al (2000) Skeletonization and harvest of the internal thoracic artery with an ultrasonic scalpel. Ann Thorac Surg 70: 307–308

Kanülierung, bicaval

Ziel
Einfache bicavale Kanülierung.

Problem

Eingriffe am rechten Herzen erfordern eine Kanülierung beider Hohlvenen. Die Kanülen sollten einfach und sicher einzubringen und beim nachfolgenden Eingriff nicht hinderlich sein. Wichtig ist vor allem, dass ausreichend Raum zwischen den Kanülen für den entsprechenden chirurgischen Eingriff vorliegt.

Am häufigsten wird eine bicavale Kanülierung bei Erwachsenen für den transseptalen Zugang bei der Mitralchirurgie verwandt, während Trikuspidaleingriffe und Herztransplantationen seltener sind. Für den Verschluss eines Vorhofseptumdefekts oder eines offenen Foramen ovale stellt sich diese Problematik in der Regel selten, hier ist jede Form der bicavalen Kanülierung möglich.

Lösung und Alternativen

Bewährt hat sich folgendes Vorgehen: Nach der aortalen Kanülierung werden beide Hohlvenen mit einem Nabelbändchen angeschlungen. Man beginnt mit der oberen Hohlvene. Diese wird nach kranial etwas mobilisiert, indem die perikardiale Umschlagsfalte lateral der oberen Hohlvene inzidiert wird. Eine großzügige Tabaksbeutelnaht wird längsoval (ergibt später keine Stenose!) distal des Sinusknotens angelegt und eine gewinkelte Kanüle eingebracht. Bei kleinen Patienten empfiehlt sich eine (Metall)Kanüle mit kurzer Spitze. Bei großen Patienten eine gewinkelte Standardkanüle. Diese wird durch Festziehen des Nabelbändchens zusätzlich fixiert und die extrakorporale Zirkulation über diese Kanüle gestartet. Anschließend kann am partiell entlasteten Herzen die Tabaksbeutelnaht für die untere Hohlvene angelegt werden. Diese sollte weit genug lateral angelegt werden, wenn die rechtsseitige Atriotomie ventral der Kanüle erfolgen soll. Als Kanüle kann entweder eine normale gewinkelte oder eine gerade Standardkanüle verwendet werden. Allerdings muss bei einer geraden Kanüle darauf geachtet werden, dass diese nicht zu tief eingeführt wird, da sie ansonsten in einer Lebervene landen und daraus eine venöse Stauung in den nicht adäquat drainierten anderen Lebervenen resultieren kann.

Für die Korrektur eines Vorhofseptumdefekts oder eines offenen Foramen ovale lassen sich zwei gewinkelte Standardkanülen verwenden, wobei die obere Hohlvene über den rechten Vorhof (im Bereich der Hohlvenenmündung) drainiert wird.

Bei Reoperationen mit schweren Verwachsungen kann es vorteilhaft sein, eine Femoralvene zu kanülieren. Von einer Kanülierung der V. anonyma ist abzuraten (ggf. kann besser die V. jugularis interna punktiert werden).

Weiterführende Tipps
→ Kanülierung, femoral; → Persistierende linke obere Hohlvene; → Prothesenkanülierung; → Subclaviakanülierung bei Typ-A-Dissektion.

Kanülierung, femoral

Ziel

Kanülierung der Arteria femoralis für eine extrakorporale Zirkulation.

Problem

Bei Reoperationen, Aortenaneurysmen und Dissektionen kann die Indikation zur femoralen Kanülierung gegeben sein. Eine Kanülierung der A. femoralis führt mit den üblichen Techniken zu einer zum Teil erheblichen Minderperfusion der betreffenden unteren Extremität während der extrakorporalen Zirkulation, da die Kanüle das Lumen nach distal verlegt. Dies kann eine schwere Ischämie, ein Kompartment-Syndrom und letztendlich den Verlust der Extremität zur Folge haben.

Lösung und Alternativen

Es gibt mehrere Möglichkeiten:
1. Das Gefäß kann über eine Tabaksbeutelnaht kanüliert werden. Diese Methode ist am wenigsten effektiv, da die Kanüle des Gefäßlumen obliteriert. Sie ist allenfalls bei einem großen Gefäßkaliber und längsovalärer Kanülierungsnaht sinnvoll.

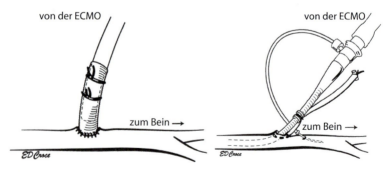

Abb. 1. Kanülierung über eine Dacronprothese (links), direkte Femoraliskanülierung mit zusätzlicher distaler Perfusion (rechts)

2. Eine Dacronprothese (Durchmesser 8 mm) kann End-zu-Seit an das Gefäß genäht werden, so dass nachfolgend eine Kanülierung der Prothese möglich ist. Dadurch wird der Fluss in der Arterie nach distal nicht kompromittiert, jedoch ist diese Methode aufwändiger und teurer.
3. Eine zusätzliche Perfusion der Arterie distal des herkömmlich kanülierten Gefäßes über einen Seitenarm der arteriellen Kanüle.

Weiterführende Tipps
→ Intraaortale Ballonpumpe.

Literatur
Smith C, Bellomo R, Raman JS et al (2001) An extracorporeal membrane oxygenation – based approach to cardiogenic shock in an older population. Ann Thorac Surg 71:1421–1427

Koronaranastomose, Abflusskontrolle

Ziel
Sichere Anlage einer Koronaranastomose und Kontrolle der Durchgängigkeit.

Problem

Kleine und zerbrechliche Koronargefäße sind schwierig zu anastomosieren. Ist die Anastomose fertig gestellt, sollte geprüft werden, ob sie in Ordnung ist und ein adäquater Abfluss in die Peripherie und ggf. zu anderen Koronargefäßen gegeben ist.

Lösung und Alternativen
Die Anlage einer Koronaranastomose ist bei großlumigen Gefäßen relativ einfach und wird durch die Verwendung einer Lupenbrille erleichtert. Will man absolut sicher sein, dass das Koronarlumen nach proximal und distal nicht durch schlecht platzierte Stiche oder durch zu starkes Anziehen der Nähte erheblich eingeengt oder verlegt wird, dann empfiehlt es sich ein kleines Bougie (z. B. Stärke 1–1,5 mm) in das Koronargefäß einzulegen bzw. unmittelbar vor Fertigstellung der Anastomose die Durchgängigkeit zu beiden Seiten mit dem Bougie zu kontrollieren. Abhängig vom Gefäßverlauf kann mit einem Bougie ein Gefäß über eine Länge von mehr als 5 cm sondiert und auf weitere Stenosen analysiert werden.

Eine weitere Möglichkeit der Kontrolle der Durchgängigkeit der Anastomose besteht in der Injektion eines Farbstoffes, dessen Abfluss visuell verfolgt werden kann. Sehr gut eignet sich Indocyangrün, das 1:3 bis 1:5 verdünnt direkt in den kanülierten Bypass injiziert werden kann. Alternativ kann auch Blut aus dem Kreislauf der extrakorporalen Zirkulation entnommen werden und als „roter Farbstoff" appliziert werden. Die Farbstoffe verteilen sich auch über nicht-sondierbare Stenosen und zeigen die Kollateralversorgung besonders gut an. Wird ein benachbartes Koronargefäß nicht angefärbt, kann hieraus eine Indikation zur dortigen Bypassanlage abgeleitet werden.

Weiterführende Tipps
→ Koronaranastomose, *No touch*-Technik; → Koronarläsion.

Literatur

Breburda CS, Koester H, Moosdorf R (2003) Intraoperative assessment of coronary grafts by novel digital epivascular imaging. J Am Soc Echocardiogr 16:347–354

Taggart DP, Choudhary B, Anastasiadis K et al (2003) Preliminary experience with a novel intraoperative fluorescence imaging technique to evaluate the patency of bypass grafts in total arterial revascularization. Ann Thorac Surg 75:870–873

Hol PK, Fosse E, Lundblad R et al (2002) The importance of intraoperative angiographic findings for predicting long-term patency in coronary artery bypass operations. Ann Thorac Surg 73:813–818

D'Ancona G, Karamanoukian HL, Salerno TA et al (1999) Flow measurement in coronary surgery. Heart Surg Forum 2:121–124

Koronaranastomose, *No touch*-Technik

Ziel
ITA-Anastomose ohne Verletzung des Bypassendothels.

Problem

Bei den kleinen Bypassgefäßen, d.h. insbesondere bei der A. thoracica interna, kann es im Rahmen der ungeübten Assistenz durch das Halten des Gefäßes mit Pinzetten an seinen Enden zu erheblichen Lazerationen der Gefäßwand und des Gefäßendothels kommen. Dies kann intraoperativ zu Blutungen führen, welche übernäht werden müssen und die Qualität der Anastomose verschlechtern. Im weiteren Verlauf droht eine lokale Thrombenbildung mit letztendlichem Verschluss des Bypasses.

Lösung und Alternativen
Für die arteriellen Blutleiter bietet sich die sog. *No touch*-Technik an. Das präparierte Ende der ITA wird semizirkulär inzidiert und längs

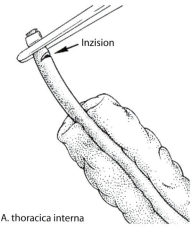
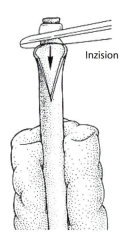

Abb. 1. Inzision des ITA-Endes

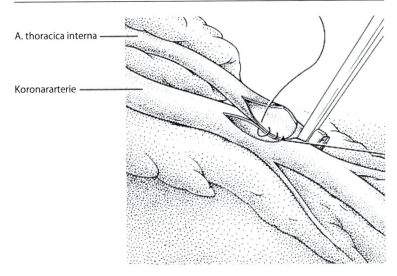

A. thoracica interna

Koronararterie

Abb. 2. Halten des Gefäßes während des Anastomose

eingeschnitten, so dass das Gefäßende, das verworfen werden soll, zunächst zum Halten des Gefäßendes benutzt werden kann. Ist die Anastomose weitgehend fertig und wird kein Halten des Gefäßes mehr benötigt, wird es einfach abgeschnitten.

Weiterführende Tipps
→ Koronaranastomose, Abflusskontrolle; → Koronarläsion.

Literatur
Thebuchava T, Segesser LK von (1998) 'No touch'-technique for coronary anastomosis with arterial grafts. Thorac Cardiovasc Surg 46:41–42

Dottori V, Spagnolo S, Agostini M et al (1994) The "fully no-touch" technique for the internal thoracic-coronary artery anastomosis. Tex Heart Inst J 21:211–214

Sanofsky SJ, Feng WC, Singh AK (1993) A technique for internal mammary artery to coronary artery anastomoses. Thorac Cardiovasc Surg 41:180–182

Koronare Luftembolie

Ziel

Behandlung einer koronaren Luftembolie im Rahmen einer Herzoperation mit extrakorporaler Zirkulation.

Problem

Bei Eröffnung des linken Herzens und bei Koronarrevaskularisationen sind koronare Luftembolien nicht selten. Meist ist die rechte Koronararterie betroffen, da sie „oben" liegt. Sie entstehen meistens kurz vor oder unmittelbar nach Beendigung der extrakorporalen Zirkulation, wenn die verbliebenen Luftblasen aus dem linksventrikulären Cavum durch eine Steigerung des Schlagvolumens und der Kontraktilität ausgewaschen werden. Klinisch führt die verminderte myokardiale Kontraktilität zu einem Abfall des arteriellen Blutdrucks bis hin zum Low Output-Syndrom, wobei sich im EKG deutliche ST-Hebungen zeigen.

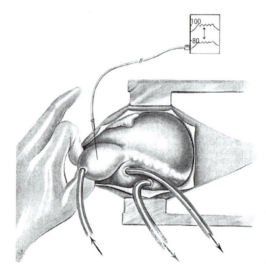

Abb. 1. Erhöhung des koronaren Perfusionsdrucks durch manuelle Kompression der Aorta distal der Aortenkanüle

Lösung und Alternativen

Da die Luft aus dem Koronarsystem am schlagenden Herzen nicht mehr zu entfernen ist, versucht man die Luftbläschen über eine Erhöhung des koronaren Perfusionsdrucks durch das Gefäßsystem zu treiben. Die Erhöhung des Perfusionsdrucks kann medikamentös (Katecholamine) durch die Anästhesisten erfolgen, aber auch durch manuelle Kompression der Aorta distal der Aortenkanüle. Um einen exzessiven Blutdruckanstieg in den Koronargefäßen zu vermeiden, kann man vorsichtshalber eine Druckmessung in der A. ascendens durchführen. Normalerweise ist dies aber nicht notwendig.

Weiterführende Tipps

→ Koronaranastomose, Abflusskontrolle; → Koronarläsion.

Literatur

Liotta D (2000) Coronary air embolism after cardiopulmonary bypass: letter 1. Ann Thorac Surg 70:1758

Koronarfistel

Ziel

Identifikation und Verschluss einer Koronarfistel zum rechten Herzen.

Problem

Koronarfisteln sind seltene angeborene Fehlbildungen, die zu intrakardialen Shunts, Myokardinfarkten, Koronaraneurysmen und Endokarditiden führen können. Sie münden in >90 % in das rechte Herz (Ventrikel>Vorhof). Ist ein interventioneller Verschluss nicht möglich, müssen die Fisteln operativ verschlossen werden.

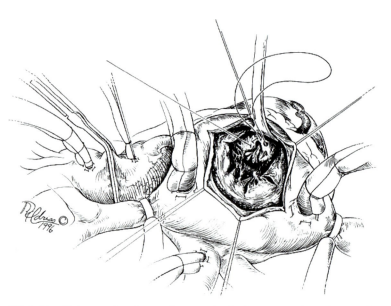

Abb. 1. Identifizierung einer intracavitär mündenden Koronarfistel durch antegrade Kardioplegiegabe

Lösung und Alternativen

Ist das Fistelgefäß als große geschlängelte Koronararterie sichtbar, kann man eine epikardiale Ligatur des Gefäßes in Betracht ziehen. Es empfiehlt sich dann, dies am schlagenden Herzen zu tun und über eine probatorische Okklusion zu prüfen, ob ein Verschluss an der gewünschten Stelle ohne Auftreten einer Ischämie möglich ist. Ist dies nicht der Fall, muss ggf. im distalen Versorgungsgebiet des Koronargefäßes eine Bypassanlage erfolgen.

Muss eine Koronarfistel intracavitär aufgesucht werden, ist der Einsatz der extrakorporalen Zirkulation notwendig. Am vorteilhaftesten ist es, das Herz kardioplegisch still zu stellen. Über eine rechtsseitige Atriotomie können der rechte Vorhof und der rechte Ventrikel eingesehen werden. Nach Kardioplegie oder durch eine Farbstoffgabe kann die Fistel in der Regel relativ einfach identifiziert werden. Ein Aufsuchen der Fistelmündung am flimmernden oder schlagenden Herzen ist ebenfalls möglich, aber wesentlich mühsamer.

Weiterführende Tipps

→ Koronarläsion; → Koronaranastomose, Abflusskontrolle.

Literatur

Mavroudis C, Backer CL, Rocchini AP et al (1997) Coronary artery fistulas in infants and children: a surgical review and discussion of coil embolization. Ann Thorac Surg 63:1235–1242

Koronarläsion

Ziel

Sicherer Verschluss posteriorer Koronarläsionen nach Arteriotomie und nachfolgender Bypassanlage.

Problem

Für die Anlage koronarer Bypasses wird das Gefäß üblicherweise mit einem spitzen Skalpell (11er) eröffnet. Hier kann die Hinterwand des Koronargefäßes verletzt werden. Kleine Lazerationen sind unbedeutsam, da die Adventitia und das umgebende Gewebe genügend Schutz bieten. Ab einer Größe von etwa 1,5–2 mm müssen diese Läsionen jedoch versorgt werden, da eine posteriore Leckage später erhebliche Probleme verursachen kann.

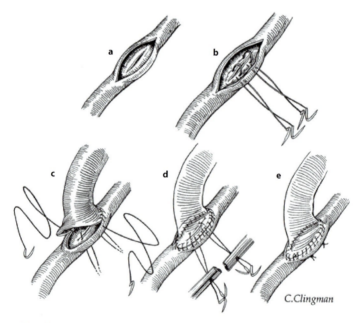

Abb. 1. Versorgung posteriorer Koronarläsionen

Lösung und Alternativen

Die Inzision wird verlängert, so dass die Lazeration in der Mitte der Arteriotomie zu liegen kommt und ausreichend Platz für den Abfluss beiderseits der Lazeration entsteht. Die Schnittkanten werden mit 7-0- oder 8-0-U-Nähten approximiert, die mit beiden Enden über das Epikard lateral ausgestochen werden. Sie können entweder sofort oder nach Fertigstellung der Koronaranastomose geknotet werden.

Weiterführende Tipps

→ Koronaranastomose, *No touch*-Technik; → Koronaranastomose, Abflusskontrolle; → Koronare Luftembolie; → Koronarsinusverletzung.

Literatur

García-Rinaldi R, Soltero ER, Carballido J et al (2001) Repair of posterior coronary lacerations. Ann Thorac Surg 71:2055–2056

Koronarreimplantation

Ziel

Aortale Reimplantation eines Koronarostiums ohne Kinking.

Problem

Im Rahmen eines Aortenwurzelersatzes müssen die Koronarostien isoliert und nachfolgend in das Conduit oder den Homograft reimplantiert werden. In der Regel ist es problemlos möglich, die Koronarien spannungsfrei zu anastomosieren. Bei ausgeprägten Größendiskrepanzen zwischen ursprünglicher Aorta und Conduit können jedoch Schwierigkeiten entstehen, vor allem im Bereich des rechten Koronarostiums. Eine zu große Spannung führt zu Nahtausrissen und Blutungen, bei kleinen Koronargefäßen ist zudem eine Einengung des Lumens nicht konsekutiver Myokardischämie möglich.

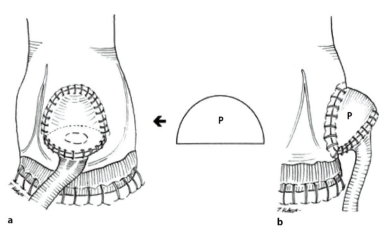

a b

Abb. 1. Mit Hilfe eines perikardialen Flickens (P) wird ein Tunnel vom Koronarostium zum Conduit geschaffen, wodurch die Spannung aus der Anastomose genommen wird

Lösung und Alternativen
Abhilfe schafft eine Augmentationsplastik. Aus resezierter Aortenwand oder entnommenem Perikard wird ein semizirkulärer Flicken gewonnen, der so zurechtgeschnitten wird, dass ein Tunnel vom Koronarostium zur Protheseninsertionsstelle gebildet wird.

Weiterführende Tipps
→ Aortenwurzelersatz mit einem klappentragenden Conduit; → Aortenwurzelersatz mit Bioprothese; → Aortenplastik bei Stentless-Prothese; → Aortale Anuloplastik.

Literatur
Westaby S, Katsumata T, Vaccari G (1999) Coronary reimplantation in aortic root replacement: a method to avoid tension. Ann Thorac Surg 67:1176–1177

Koronarsinusverletzung

Ziel
Versorgung einer katheterbedingten Verletzung des Koronarsinus.

Problem

Die retrograde Kardioplegiegabe ist vielerorts Standard, da sie zahlreiche Vorteile hat. Der Kardioplegiekatheter kann nach dem Eröffnen des rechten Vorhofs direkt oder indirekt, d.h. transatrial, eingebracht werden. Katheterbedingte Verletzungen des Koronarsinus sind selten, können aber lebensbedrohlich werden. Sie müssen daher adäquat versorgt werden.

Lösung und Alternativen

Die Versorgung einer Ruptur des Koronarsinus hängt von der Lokalisation, dem Ausmaß und den Begleitläsionen ab (Abb. 1):
1. Bei einem sichtbaren Einriss im proximalen Koronarsinus, bei dem die Wundränder identifiziert werden können, kann eine direkte Naht erfolgen.
2. Besteht ein größerer Wanddefekt und können die Wundränder dennoch dargestellt werden, kann der Koronarsinus durch Ein-

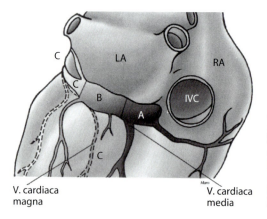

Abb. 1. Koronarsinusabschnitte: A = proximaler Bereich (meist kein epikardiales Fett), B = mittlerer Bereich (meist mit epikardialem Fett bedeckt), C = distaler Bereich

Koronarsinusverletzung 105

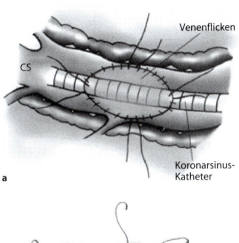

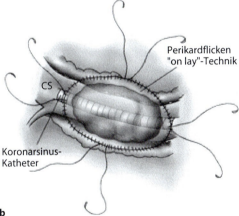

Abb. 2. Rekonstruktion des Koronarsinus mittels Venenflicken (oben) und epikardialem Perikardflicken (unten)

nähen eines Perikard- oder Venenflickens rekonstruiert werden (Abb. 2 a).
3. Findet sich ein großes Wandhämatom, in dem keine Strukturen mehr erkennbar sind, ist es besser, den Hämatombereich mit einen Perikardflicken zu bedecken und diesen mit dem Epikard zu vernähen (Abb. 2 b).
4. Kleine distale Wandhämatome ohne sichtbare Blutung können zunächst belassen werden. Verschlechtert sich der Befund wird wie unter Punkt 3 vorgegangen.

Egal welche Technik verwendet wird, der Kardioplegiekatheter sollte stets als Schiene belassen werden.

Weiterführende Tipps

→ Entlüftung des Herzens; → Koronarläsion.

Literatur

Economopoulos GC, Miachalis A, Palatianos GM et al (2003) Management of catheter-related injuries to the coronary sinus. Ann Thorac Surg 76:112–116

LA-Katheter

Ziel
Einlage und Entfernen eines LA-Katheters.

Problem

Zum leichteren intra- und postoperativen Management, insbesondere bei schlechter linksventrikulärer Pumpfunktion, kann ein Katheter zur Druckmessung in den linken Vorhof eingebracht werden (sog. LA-Katheter). Er muss so eingebracht werden, dass er später ohne Blutungskomplikation entfernt werden kann.

Lösung und Alternativen

Am einfachsten lässt sich der Katheter über die rechte obere Lungenvene einbringen. Um Blutungen bei der Entfernung des Katheters zu vermeiden, sollte eine Tabaksbeutelnaht über die Einstichstelle gestochen und (nicht zu straff) geknotet werden. Ausgeleitet wird der Katheter subxiphoidal, analog den Schrittmacherdrähten und Thoraxdrainagen.

Beim Ziehen des Katheters ist es am besten, ihn vor den mediastinalen Thoraxdrainagen zu entfernen. Auf diese Weise kann eine eventuell auftretende Blutung über die verbliebenen Drainagen ablaufen, d. h. sie wird einerseits erkannt und andererseits eine Perikardtamponade vermieden. Bei unkompliziertem Ziehen des Linksvents können die Thoraxdrainagen ohne Gefahr einige Stunden später entfernt werden.

Alternativ kann man den LA-Katheter für einige Tage belassen, bis das Herz verklebt und keine Tamponade mehr möglich ist.

Ligamentum pulmonale, Spaltung

Ziel

Vermeidung apikaler pleuraler Resthöhlenbildung infolge ausgedehnter Lungenresektionen oder nach unzureichender bzw. nicht vollständig möglicher Dekortikation.

Problem

Bei einem Missverhältnis zwischen der Ausdehnung der Pleurahöhle und dem Volumen des (Rest-)Lungengewebes, z. B. nach ausgedehnten Resektionen wie Oberlappenresektion links oder oberer Bilobektomie, aber auch nach unzureichender Wiederausdehnung einer länger gefesselten Lunge trotz Dekortikation, resultiert bei unzureichendem „Hochsteigen" der (Rest-)Lunge gelegentlich eine infektionsgefährdete apikale Resthöhle.

Lösung und Alternativen

Vor Verschluss der Thorakotomiewunde bei angeblähter Lunge und einliegender Pleuradrainage sollte die (Rest-)Lunge nach allseitiger Lösung pleuropulmonaler Verwachsungen durch elektrokaustische Durchtrennung des Ligamentum pulmonale unter Freilegung der V. pulmonalis inferior maximal mobilisiert werden. Entsprechend dem abdominothorakalen Druckgradienten vermag die Lunge dem via Zwerchfell fortgeleiteten Baucheingeweidedruck nachgebend in den Apex der Pleurahöhle hochzusteigen. Gegebenenfalls resultierende basale Resthöhlen stellen aufgrund der damit verbundenen sehr seltenen Infektionen üblicherweise kein chirurgisches Problem dar. Wie eine Pneumektomiehöhle werden sie von einem konsekutiv organisierenden Erguss gefüllt.

Eine mögliche therapeutische Alternative stellen die in Abhängigkeit von den Größenverhältnissen der Resthöhle verschieden ausgedehnten thorakoplastischen Eingriffe dar.

Weiterführende Tipps

→ Pneumolyse, Strategie; → Thorakotomie posterolateral, Muskelschonung.

Literatur

Heberer G, Dienemann H (1991) Topographische Anatomie des Brustraumes. In: Heberer G, Schildberg FW, Sunder-Plassmann L et al (Hrsg) Die Praxis der Chirurgie. Lunge und Mediastinum. 2. Aufl, Springer, Berlin Heidelberg New York, S 1–32

Lungentumor, technische Operabilität

Ziel
Einfache, zeitsparende Beurteilung der Resektabilität eines Lungentumors.

Problem

Wenn erst nach aufwändiger Präparation die Frage der Resektabilität geklärt wird, ist im ungünstigen Fall eine aufwändige explorative Thorakotomie einhergehend mit entsprechend vermehrter Narkosebelastung des Patienten erfolgt. Im günstigeren Fall wird sich das operative Vorgehen in der Regel über die kritische 2-Stunden-Grenze hinaus erstrecken.

Lösung und Alternativen

Nach Thorakotomie sollte die explorative Phase eine rasche Klärung des notwendigen weiteren Vorgehens erbringen. Nach schnellstmöglicher Lösung pleuropulmonaler Verwachsungen wird die (bi)manuelle Prüfung der Mobilität des Lungenhilus vorgenommen. Liegt sie vor und ist eine Fingerbreite Platz zwischen Tumor und Mediastinum, besteht bei bronchoskopisch gesicherter zentraler Tumorfreiheit technische Resektabilität. Ist der Hilus ans Perikard herangerafft (z. B. nach präoperativer Bestrahlung oder vorausgegangener Pleuritis, sollte das Perikard eröffnet werden und eine intraperikardiale Überprüfung erfolgen. Falls das Problem unter Mitnahme von Anteilen der benachbarten Vorhofmuskulatur zu lösen ist, ist unter Berücksichtigung des T-Stadiums eine erweiterte Resektion möglich. Bei tumoröser Vorhofinfiltration, somit einem T4-Stadium, wird dieses Vorgehen fragwürdig und sollte in Abhängigkeit vom vorliegenden lymphonodalen Status (intraoperative Schnellschnittuntersuchung?) erwogen werden.

Weiterführende Tipps

→ Bronchusstumpfverschluss, kurzer Stumpf; → Interlobärspalt, fehlend; → Parenchymbrückendurchtrennung; → Pneumolyse, Strategie.

Literatur

Kaiser D (1989) Chirurgie der Lungen und Bronchien. Spezielle Operationstechnik. In: Gschnitzer F (Hrsg) Chirurgie des Thorax. Breitner Chirurgische Operationslehre Bd II, 2. Aufl, Urban & Schwarzenberg, München Wien Baltimore, S 60

LVAD-Implantation von lateral

Ziel
Implantation eines linksventrikulären Unterstützungssystems über eine laterale Thorakotomie.

Problem

Unter bestimmten Voraussetzungen kann die Implantation eines LVAD von der Seite vorteilhaft sein. Sicherlich ist eine zuvor stattgefundene aortokoronare Bypassoperation kein relevantes Argument für ein solches Vorgehen, da es kaum eine Rolle spielt, wenn ein Bypass im Rahmen der Implantation verletzt oder durchtrennt wird. Extrem schwere Verwachsungen infolge multipler Voroperationen können jedoch eine bedeutsame Verletzungsgefahr z.B. für den rechten Ventrikel bergen. Ein weiteres Argument für eine Implantation von der Seite kann eine schwerst veränderte A. ascendens sein, die keine sichere Anastomosierung einer Ausflusskanüle erlaubt.

Lösung und Alternativen

Für die großen LVAD der ersten Generation (Novacor, HeartMate) gibt es folgenden Vorschlag:
Die Implantation des LVAD erfolgt über eine laterale Thorakotomie im 5. Interkostalraum. Simultan dazu wird eine präperitoneale Tasche über eine mediane Inzision oberhalb des Umbilikus geschaffen. Die Kanülierung für die extrakorporale Zirkulation erfolgt entweder über die Leiste oder über die Pulmonalarterie und die deszendierende Aorta. Über der Herzspitze wird das Perikard inzidiert und die Kanülierungsstelle mit den filzverstärkten Nähten belegt. Das VAD-Aggregat wird in die Tasche eingebracht und die Conduits anterior durch das Zwerchfell geführt. Das Ausflussconduit wird an die A. descendens anastomosiert. Nach Institution der extrakorporalen Zirkulation wird das Einflussconduit mit der Herzspitze verbunden, wobei das Perikard zur besseren Hämostase wieder reapproximiert werden kann. In Trendelenburg-Position und mit einer Aortenklemme oberhalb der Ausflussconduit-Anastomose zur Verhinderung einer kardialen und zere-

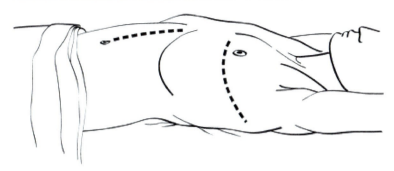

Abb. 1. Inzisionslinien für eine LVAD-Implantation von lateral

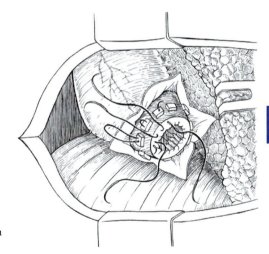

Abb. 2. Kanülierung der Herzspitze nach Eröffnen des Perikards

bralen Luftembolie wird das LVAD in Gang gesetzt, anschließend wird die Klemme entfernt und die Lage des Patienten normalisiert. Nachdem eine volle Unterstützung erreicht ist, wird die extrakorporale Zirkulation beendet.

Die kleinen LVAD der zweiten Generation (Jarvik 2000, MicroMed DeBakey) lassen sich wesentlich unproblematischer von lateral implantieren, da sie keine Aggregattasche benötigen.

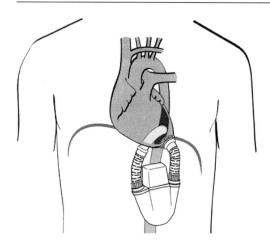

Abb. 3. Vollendete Novacor-LVAD-Implantation

Weiterführende Tipps

→ LVAD-Implantation, Kanülenfixierung; → LVAD-Implantation, Prävention von Blutungen; → LVAD-Implantation, passagere Rechtsunterstützung.

Literatur

Tittle SL, Mandapati D, Kopf GS et al (2002) Alternative technique for implantation of left ventricular assist system: left thoracotomy for reoperative cases. Ann Thorac Surg 73:994–996

Pierson RN, Howser R, Donaldson T et al (2002) Left ventricular assist device implantation via left thoracotomy: alternative to repeat sternotomy. Ann Thorac Surg 73:997–999

Westaby S, Frazier OH, Pigott DW et al (2002) Implant technique for the Jarvik 2000 heart. Ann Thorac Surg 73:1337–1340

McCarthy PM, Smedira NG (2000) Implantable LVAD insertion in patients with previous heart surgery. J Heart Lung Transplant 19:95–100

LVAD-Implantation, Kanülenfixierung

Ziel
Blutdichte Fixation der Einfluss- und Ausflusskanülen von VAD-Systemen.

Problem

Bei der Implantation von VAD müssen die Einfluss- und Ausflusskanülen so fixiert werden, dass sie korrekt liegen und ihre Position nicht verändern können und keine Blutungen im Kanülierungsbereich auftreten. Dies kann bei zerbrechlichem Gewebe, wie beispielsweise am Vorhof oder bei infarziertem Ventrikelmyokard, sehr schwierig sein.

Lösung und Alternativen
Das operative Vorgehen ist für die einzelnen Kanülen unterschiedlich:
1. Eine linksventrikuläre Apexkanüle lässt sich bei nahezu jeder Pathologie sicher implantieren. Zunächst wird ein kreisrundes Loch an der geplanten Implantationsstelle ausgeschnitten. Das Ventrikelcavum wird auf eventuelle Thromben inspiziert und vorwölbende Trabekel reseziert, um später einen freien Einfluss in die Kanüle zu erhalten. Eine längs- oder kreuzförmige Stichinzision ist auch möglich, birgt aber eine größere Gefahr hinsichtlich einer Verlegung der Einflusskanüle. Nachfolgend werden 10–12 nichtresorbierbare U-Nähte (z. B. Ethibond®) mit einer großen Nadel über einen Filzstreifen als Widerlager radiär durch das Myokard gestochen und anschließend der Nahtring der Einflusskanüle daran fixiert. Eine fortlaufende 2-0-Naht (z. B. Prolene®) zwischen Filzstreifen und Nahtring der Kanüle führt i. A. zu einer perfekten Hämostase. Um ausgedehnten Verwachsungen vorzubeugen, kann die Herzspitze abschließend mit einer PTFE-Membran ummantelt werden.
2. Vorhofkanülen müssen besonders gut in ihrer Lage fixiert werden, da das Abflussverhalten der Kanüle häufig bereits durch kleine Lageänderungen erheblich verändert werden kann. Eine gute Hämostase wird durch mehrfach filzarmierte Tabaksbeutelnähte erreicht –

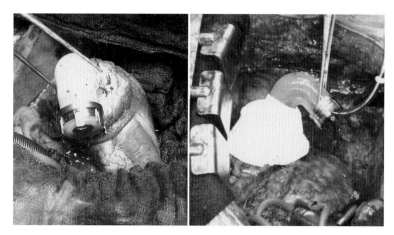

Abb. 1. Einsetzen der Einflusskanüle in den linksventrikulären Apex: Filzstreifen als Widerlager für die Nähte (links), PTFE-Ummantelung (rechts)

in der Regel genügen zwei Nähte. Um ein Herausrutschen der Kanüle zu verhindern, kann man etwa 2–3 cm von der atrialen Eintrittstelle entfernt ein Schlingenbändchen an der Kanüle anbringen und daran die zuvor nicht abgeschnittenen Kanülierungsnähte fixieren.
3. Ausflusstraktkanülen oder -conduits lassen sich in der Regel problemlos an der Aorta bzw. der Pulmonalarterie fixieren. Nicht selten ist die Gefäßwand, insbesondere die der Pulmonalarterie, sehr zerbrechlich, so dass es sich empfiehlt, einen Perikardstreifen als Widerlager zu verwenden.

Weiterführende Tipps

→ LVAD-Implantation, Prävention von Blutungen; → LVAD-Implantation von lateral; → LVAD-Implantation, passagere Rechtsherzunterstützung.

LVAD-Implantation, passagere Rechtsherzunterstützung

Ziel
Verminderung des Risikos eines Rechtsherzversagens bei der Implantation eines Linksherzunterstützungssystems (LVAD) durch eine passagere Rechtsunterstützung.

Problem

Bei der Implantation eines Linksherzunterstützungssystems kann es mit Beendigung der extrakorporalen Zirkulation zu einem Pumpversagen des rechten Herzens kommen. Als Ursache werden eine Volumenüberladung sowie eine verminderte Kontraktilität durch eine geringere Septumverlagerung (infolge des entlasteten linken Ventrikels) diskutiert. Durch das Rechtsherzversagen gelangt nur noch unzureichend Blut auf die linke Seite, wodurch auch das LVAD nachfolgend nicht mehr effektiv arbeiten kann und ein Low Output trotz mechanischer Kreislaufunterstützung resultiert.

Lösung und Alternativen

Generelle prophylaktische Maßnahmen zur Verhinderung eines Rechtsherzversagens sind eine Beatmung mit Stickstoffmonoxid (NO) und eine Katecholamintherapie (z. B. Suprarenin).

Vonseiten des Chirurgen sollte man die extrakorporale Zirkulation nicht abrupt beenden, sondern langsam ausschleichen. Alternativ kann man mit der Beendigung der extrakorporalen Zirkulation das Equipment für eine ausschließliche Rechtsherzunterstützung nutzen. Hierbei gibt es mehrere Möglichkeiten. Wenn man einen *Vent* anstatt in den linken Vorhof in die Pulmonalarterie legt, kann man nach Beendigung der extrakorporalen Zirkulation über diesen Blut vom rechten Vorhof in die Pulmonalarterie pumpen. Besser ist es, die Pulmonalarterie mit einer dünnen Kanüle zu versorgen, welche mit einer separaten Leitung über eine separate Pumpe (analog der Blutkardioplegie) versorgt wird. Auf diese Weise kann bereits vor Beendigung der extrakorporalen Zirkulation mit der Rechtsherzunterstützung begonnen werden. In der Regel sind 1–2 l/min ausreichend. Während der

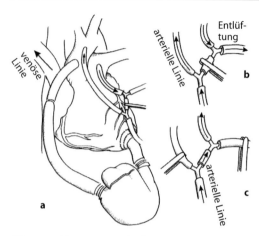

Abb. 1 a–c. Temporäre Rechtsherzunterstützung über einen Pulmonalvent. **a** Extrakorporale Zirkulation (EKZ) über rechten Vorhof und Aorta ascendens. Vent in der Pulmonalarterie, **b** die Verbindung zwischen der arteriellen Linie und der Pulmonalkanüle ist abgeklemmt, **c** nach Beendigung der EKZ wird die aortale Kanüle abgeklemmt, die arterielle Linie ist mit der Pulmonalarterie verbunden

Rechtsherzunterstützung kann die hämodynamische Gesamtsituation stabilisiert und die LVAD-Einstellungen optimiert werden. Danach lässt sich der Patient zumeist relativ einfach von der Rechtsherzunterstützung entwöhnen.

Weiterführende Tipps
→ LVAD-Implantation, Prävention von Blutungen; → LVAD-Implantation, Kanülenfixierung; → LVAD-Implantation von lateral.

Literatur
Loebe M, Potapov E, Sodian R et al (2001) A safe and simple method of preserving right ventricular function during implantation of a left ventricular assist device. J Thorac Cardiovasc Surg 122:1043

LVAD-Implantation, Prävention von Blutungen

Ziel
Prävention von Sickerblutungen aus den Conduits.

Problem

In den meisten ventrikulären Unterstützungssystemen bestehen die zu- und abfließenden Conduits aus Dacron. Diese sind zum Zeitpunkt der Implantation häufig nicht vollständig blutdicht – obwohl heutzutage die meisten Conduits aus primär abgedichtetem Dacron oder PTFE bestehen. Als Folge davon kommt es postoperativ zu Sickerblutungen und damit zu vermeidbaren Drainageverlusten. Aufgrund der notwendigen Antikoagulation besteht die Gefahr der Entwicklung einer Perikardtamponade.

Lösung und Alternativen
Es gibt mehrere Möglichkeiten, die Blutungsgefahr zu minimieren:
1. Manche Hersteller empfehlen, nicht abgedichtete Prothesen in nicht heparinisiertem Blut zu wälzen („Preclotting").
2. Jede Rohrprothese kann mit Fibrinkleber und blutstillender Gaze umwickelt werden. Dieses Verfahren ist jedoch relativ ungenau und teuer.
3. Besser ist es, das entsprechende Conduit mit einer weiteren, etwas größeren Rohrprothese zu ummanteln. Die zweite Rohrprothese wird an ihren Enden durch eine Ligatur oder Naht fixiert, so dass kein Blut ins Mediastinum austreten kann. Das Blut, das sich im Zwischenraum zwischen den beiden Prothesen sammelt, wird über eine kleine Prothese im Sinne eines Cabrol-Shunts in den rechten Vorhof abgeleitet. Mit Besserung der Hämostase nimmt der Blutübertritt in den Perigraftraum ab, wodurch letzterer und der rechtsatriale Shunt zuthrombosieren. Die ummantelnde Prothese schützt nicht nur vor Perigraftblutungen, sondern erleichtert auch eine Resternotomie, z.B. im Rahmen einer nachfolgenden Herztransplantation.

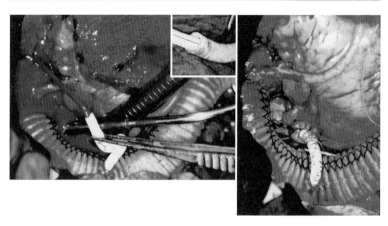

Abb. 1. Ummantelung des Ausflussconduits mit einer weiteren Prothese. Signifikanter Fluss aus dem Perigraftraum via Perigraftshunt (links), Shunt zum rechten Vorhof nach Fertigstellung (rechts)

Weiterführende Tipps

→ LVAD-Implantation, Kanülenfixierung; → LVAD-Implantation von lateral; → Perikardverschluss beim LVAD.

Literatur

Hsu RB, Chu SH, Wang SS (2000) Simple method of hemostasis in implantation and explantation of HeartMate left ventricular assist device. Eur J Cardiothorac Surg 17:336–337

Minami K, Arusoglu L, Koyanagi T et al (1997) Successful implantation of Thoratec assist device: wrapping of outflow conduit in Hemashield graft. Ann Thorac Surg 64:861–862

Schmid C, Scheld HH, Hammel D (2000) Control of perigraft bleeding during ventricular assist device implantation. Ann Thorac Surg 69:958–959

Mediastinoskopie, collar

Ziel

Mediastinoskopische Probenentnahme mit konsequenter Risikominimierung unter Ausnutzung der anatomischen Gegebenheiten.

Problem

Die mediastinoskopische Probenentnahme
- bei V. a. mediastinales Lymphom
- bei inoperablem Mediastinaltumor
- bei bis dahin nicht zu sicherndem Bronchialkarzinom
- sowie zur Beurteilung des möglichen kurativen Ansatzes bei radiomorphologischem Verdacht auf positiven N3-Lymphknotenstatus eines bereits gesicherten Bronchialkarzinoms
- gelegentlich zum Ausschluss mediastinaler Lymphknotenmetastasen vor einer geplanten Lungenmetastasenresektion

stellt eine invasive Maßnahme zur Diagnosesicherung dar. Bei fehlendem therapeutischen Nutzen muss daher oberstes Ziel die Vermeidung einer OP-assoziierten Schädigung sein. Intraoperative Läsionen (bes. linksseitiger Recurrensnerv, große Gefäße) sind selten, haben aber regelhaft schwerwiegende Konsequenzen für den Patienten, speziell die Verletzung eines großen mediastinalen Gefäßes birgt eine vitale Gefährdung und macht eine erhebliche OP-Ausweitung erforderlich. (Über die aus einer solchen Situation resultierende (obere) mediane Sternotomie muss stets aufgeklärt werden. Grundsätzlich darf dieser Eingriff nur in Notfallthorakotomie-Bereitschaft erfolgen!)

Lösung und Alternativen

Über eine 3–4 cm lange quere Hautinzision über der Jugulargrube erfolgt wie zur Tracheostomie die exakte Darstellung der Tracheavorderwand. Das impliziert die unbedingt erforderliche Spaltung der tiefen prätrachealen Halsfaszie (Fascia cervicalis media) und damit die Eröffnung des prätrachealen Raumes dorsal der großen Gefäße. Wenn man die Tracheavorderwand als Leitschiene nicht verlässt, ist unter routinemäßiger Verwendung der Nadelaspirationspunktion vor jeder

PE eine Gefäßverletzung kaum möglich. Dagegen führt ein Präparieren auf der Faszie unweigerlich zum riskanten Kontakt mit den großen Gefäßen.

Das weitere Vorgehen besteht aus präliminärer stumpfer digitaler Präparation prä- sowie beiseitig paratracheal mit konsekutivem Einführen des Mediastinoskopes und Fortsetzung der Präparation unter Sicht mit einem Saugstab. Zur Beurteilung der infracarinalen Lymphknotenstation 7 ist zuvor die Perforation der Membrana broncho-pericardiaca (von der Tracheavorderwand zur Perikardrückfläche) erforderlich. Die Biopsien sollten erst nach eindeutiger Identifikation aller Lymphknotenkompartimente erfolgen. (Die Einmündung der V. azygos markiert die Grenze von LK-Station 2/4.)

Linksseitig ist besonders der tracheaparallel verlaufende Nervus laryngeus recurrens zu beachten; sehr vorsichtig sollte auch der rechte Tracheobronchialwinkel exploriert werden. Hier liegen V. azygos/V. cava superior und rechte Pulmonalarterie sehr eng beieinander und können durch Lymphome infiltriert sein. Gerade hier empfiehlt sich situativ u. U. die alleinige Biopsie ohne den Versuch, entsprechende Lymphome komplett auszuräumen.

Wichtig ist beim Lungenkarzinom zur Beurteilung der kurativen Ansatzmöglichkeiten vor allem der kontralaterale Lymphknotenstatus. Da auch ein positiver N2-Status ein kurativ intendiertes operatives Vorgehen nicht ausschließt, wird das videomediastinoskopisch intendierte radikale Ausräumen der beidseitig mediastinalen Lymphknoten von uns nicht als sinnvoll erachtet. Entsprechend der Befunde im thorakalen CT macht aber eine ergänzende/alternative anteriore kontralaterale Mediastinotomie zur Festlegung von Ein- bzw. Ausschluss des Patienten zu einem resezierenden Verfahren Sinn.

Eine durch den Tumor verursachte obere Einflussstauung erhöht das OP-immanente Gefährdungspotenzial erheblich, weshalb wir sie als wenn nicht absolute, so doch weitgehende Kontraindikation für eine collare Mediastinoskopie ansehen. Da nach vorausgegangener Bestrahlung gewonnene Proben in aller Regel kein aussagekräftiges pathologisches Gutachten mehr zulassen, favorisieren wir hier im Allgemeinen ebenso die anteriore Mediastinotomie, alternativ in Abhängigkeit vom Befund auch die Videothorakoskopie.

Reihenfolge der passierten Gefäßstrukturen:
1. V. brachiocephalica sinistra
2. Truncus brachiocephalicus
3. Aortenbogen
4. A. pulmonalis dextra

Weiterführende Tipps

→ Mediastinotomie, anterior;   → VATS, Zugangsoptimierung.

Literatur

Carlens E (1959) Mediastinoscopy: a method for inspection and tissue biopsy of the superior mediastinum. Chest 36:343

Ginsberg RJ, Rice TW et al (1987) Extended cervical mediastinoscopy: a single staging procedure for bronchogenic carcinoma of the left upper lobe. J Thorac Cardiovasc Surg 94:673

Hoffmann H, Dienemann H (2003) Invasives Lymphknotenstaging. In: Drings P, Dienemann H, Wannenmacher M (Hrsg) Management des Lungenkarzinoms. 1. Aufl, Springer, Berlin Heidelberg New York, S 61–72

Landreneau RJ, Hazelrigg SR, Mack MJ et al (1993) Thoracoscopic mediastinal lymph node sampling: useful for mediastinal lymph node stations inaccessible by cervical mediastinoscopy. J Torac Cardiovasc Surg 106 (3):554–558

Specht G (1977) Risks and complications on mediastinoscopy (author's translation). Thoraxchir Vask Chir 25 (5):336–338

Mediastinotomie, anterior

Ziel
Einfacher Zugang zum vorderen Mediastinum mit guter Übersicht.

Problem

Aufgrund der ventralseitig sehr engen Zwischenrippenräume und des limitierten Zugangs ist eine gute Exploration des Situs nur eingeschränkt möglich. Die diagnostische Intention des Eingriffs erfordert aber zur Probenentnahme eine gute Kontrolle, insbesondere der Blutungsmöglichkeiten, die zusätzlich durch Tumorverdrängungsphänomene und damit oft unübersichtliche anatomische Verhältnisse erschwert wird.

Lösung und Alternativen
Grundsätzlich besteht zum einen die Möglichkeit, das vordere obere Mediastinum mit dem Mediastinoskop zu explorieren, zum anderen, diese Intention über eine „offene" Schnittoperation zu verfolgen. Um das Mediastinoskop einführen bzw. eine offene Exploration vornehmen zu können, muss eine Vorderrippe, in der Regel die dritte, (subperiostal) reseziert werden. Dabei ist eine Verletzung der parasternal verlaufenden Thoracica interna-Gefäße zu vermeiden, alternativ ist eine entsprechende Ligaturversorgung durchzuführen.

Durch die Rippenteilresektion ist der Bewegungsspielraum für das Mediastinoskop erst gegeben. Auch ein „offenes" instrumentelles Manipulieren wird so erst mit der notwendigen Sicherheit möglich.

Weiterführende Tipps
→ VATS, Zugangsoptimierung; → Mediastinoskopie, collar.

Literatur
Lüdinghausen M v, Nier H (1991) Mediastinum. In: Kremer K, Lierse W, Platzer W, Schreiber HW, Weller S (Hrsg) Chirurgische OP-Lehre, Bd II, Thorax. Thieme, Stuttgart, S 65–66

Shields TW, LoCicero J III, Ponn RS (2000) General Thoracic Surgery, Section XXVI Invasive diagnostic investigations and surgical approaches, 5th edn, pp 2069–2076

Specht G (1965) Erweiterte Mediastinoskopie. Thoraxchirurgie 13:401

MIDCAB

Ziel
Auffinden des RIVA bei einer MIDCAB-Operation.

Problem

Der RIVA entspringt hinter dem linken Herzohr aus der Aorta und verläuft relativ geradlinig zur Herzspitze. Bei einer medianen Sternotomie genügen diese Orientierungspunkte, um das Gefäß sicher zu identifizieren.
Bei minimal-invasiven Revaskularisationen des RIVA über eine kleine anterolaterale Thorakotomie kann das Auffinden des RIVA äußerst schwierig sein, da man nicht die gesamte Anterolateralwand des Herzens sehen kann. Insbesondere bei einem intramyokardialen Verlauf, sowie einer ausgeprägten perikardialen und epikardialen Verfettung, aber auch bei einer Verlagerung des Herzens, kann das Auffinden des RIVA extrem schwierig sein.

Lösung und Alternativen
Nach Präparation der LITA wird der anterolaterale Aspekt des Perikards dargestellt. Hierbei lässt sich im Allgemeinen das Thymusfett-

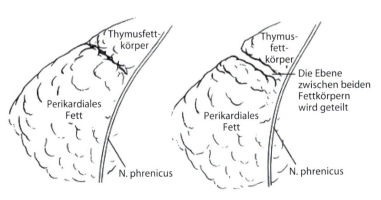

Abb. 1. Separation des perikardialen Fetts vom Thymusfettgewebe

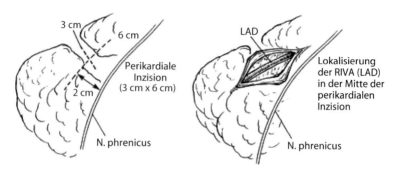

Abb. 2. Eröffnen des Perikards zwischen den Fettkörpern und anterior des N. phrenicus

gewebe vom perikardialen Fettgewebe abgrenzen. Der Grenzbereich zwischen beiden Fettkörpern wird mit dem Elektrokauter durchtrennt und das Fettgewebe vom Perikard zu beiden Seiten etwas abgeschoben. Eröffnet man das Perikard in diesem Bereich etwa 1–2 cm anterior des N. phrenicus befindet man sich zumeist direkt über dem RIVA. Nachdem der RIVA über eine kleine Inzision identifiziert wurde, kann man den perikardialen Zugang entsprechend des Gefäßverlaufes erweitern.

Weiterführende Tipps
→ Ministernotomie; → Muskelbrücke; → Off-pump-Stabilisierung; → T-Graft; → RV-Eröffnung bei RIVA-Präparation.

Literatur
Szwerc MF, Lin JC, Magovern JA (1999) Finding the LAD during MIDCAB operations. Ann Thorac Surg 68:1422–1423

Ministernotomie

Ziel
Verkleinerte Sternotomie als Zugang für aortokoronare Bypass-Operationen am schlagenden Herzen.

Problem

Die minimal-invasive Koronarchirurgie bezeichnet den Verzicht auf den Einsatz der extrakorporalen Zirkulation und/oder eine Verkleinerung des chirurgischen Zugangs. Kleine Zugänge, wie z. B. eine anterolaterale Thorakotomie erlauben in den meisten Fällen nur die Revaskularisation eines Gefäßes, während Mehrgefäßeingriffe in der Regel über eine komplette mediane Sternotomie durchgeführt werden. Bei multimorbiden Patienten, wie z. B. auch beim Langzeit tracheotomierten Patienten, kann eine mediane Sternotomie jedoch problematisch sein.

Lösung und Alternativen

Eine mediane Sternotomie unter Erhalt des Manubriums wird den o. g. Bedürfnissen gerecht. Ein eventuell vorhandenes Tracheostoma wird steril abgedeckt und die Inzision 6–7 cm unterhalb davon begonnen. Das Sternum wird von unten nach oben bis zum sternomanubrialen Gelenk mit der oszillierenden Säge durchtrennt und beide Sternalhälften werden vom Manubrium gelöst. Über diesen Zugang können beide Aa. thoracicae internae präpariert und die Koronargefäße der Vorderwand und Hinterwand versorgt werden. Lediglich der Zugang zum Circumflex-System ist eingeschränkt, eventuell sogar unmöglich.

Ideal ist dieser Zugang für die Off-pump-Koronarrevaskularisation. Unter Nutzung eines mechanischen Stabilisators, welcher sich in identischer Weise zur kompletten Sternotomie anbringen lässt, sind alle koronaren Anastomosen – mit Einschränkung der Lateralwand – problemlos zu bewerkstelligen. Proximale Anastomosen an der A. ascendens sind zwar möglich, besser ist es jedoch, eine komplette arterielle Revaskularisation über beide Aa. thoracicae und ggf. einer Radialarterie als T-Graft durchzuführen.

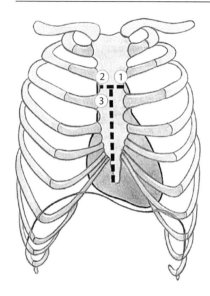

Abb. 1. Schnittführung am Sternum (links)

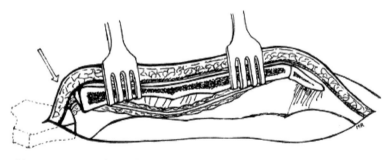

Abb. 2. Präparation der A. thoracica interna (rechts)

Weiterführende Tipps

→ Koronaranastomose, Abflusskontrolle; → Koronaranastomose, *No touch*-Technik; → MIDCAB.

Literatur

Lichtenberg A, Klima U, Harringer W et al (2000) Mini-sternotomy for off-pump coronary artery bypass grafting. Ann Thorac Surg 69:1276–1277

Ricci M, Salerno TA, Houck JP (2000) Manubrium-sparing sternotomy and off-pump coronary artery bypass grafting in patients with tracheal stoma. Ann Thorac Surg 70:679–680

Mitralklappenanulus, posteriore Verstärkung

Ziel

Verstärkung des posterioren Mitralanulus nach ausgedehntem Debridement.

Problem

Bei einem Mitralklappenersatz können ausgedehnte anuläre Verkalkungen die Implantation einer Klappenprothese erschweren bzw. die Implantation einer Prothese adäquater Größe verhindern. Ein Debridement des Mitralklappenanulus ist aber nicht ungefährlich, da der posteriore Mitralklappenanulus sehr dünn werden kann, wodurch eine Rupturgefahr entsteht. Darüber hinaus muss im Rahmen der Dekalzifizierung häufig auch der subvalvuläre Halteapparat reseziert werden, was die Rupturgefahr weiter erhöht.

Lösung und Alternativen

Der kalzifizierte Anteil des posterioren Anulus einschließlich der befallenen Anteile des subvalvulären Halteapparats werden entfernt. Um den entstandenen Defekt zu füllen, wird das anteriore Segel vom Anulus abgetrennt und auf den posterioren Anulus transferiert. Die Klappennähte werden im Bereich des anterioren Segels normal gestochen, während sie im Bereich des posterioren Anulus unterhalb des Segels nach außen geführt werden. Auf diese Weise wird das umgeschlagene anteriore Segel im Defektbereich des posterioren Anulus fixiert (Abb. 1).

Eine weitere Möglichkeit, den posterioren Anulus zu verstärken bzw. eine Klappe bei einem extrem verkalkten Mitralanulus zu implantieren, besteht in einer Plikatur der linksatrialen Vorhofwand. Die Klappennähte werden ventrikuloatrial gestochen und bei extremer Verkalkung lediglich durch den Resektionsrand der Klappe geführt. Da dies kein ausreichendes Widerlager bietet, wird die Naht nachfolgend durch die linksatriale Wand geführt, welche dadurch plikiert wird (supraanuläre Implantation) (Abb. 2).

Mitralklappenanulus, posteriore Verstärkung 131

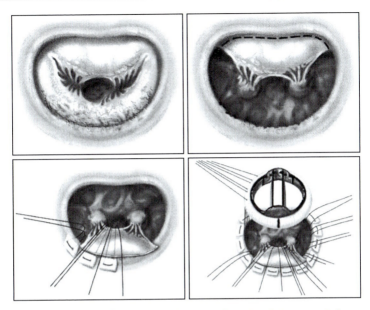

Abb. 1. Blick auf den kalzifizierten posterioren Anulus (oben links), nach Debridement des posterioren Anulus wird das anteriore Segel am Anulus abgetrennt (oben rechts), die Klappennähte werden unterhalb des umgeschlagenen anterioren Segels geführt (unten links), Implantation der Klappe (unten rechts)

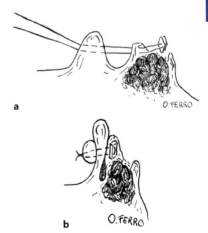

Abb. 2. Supraanuläre Implantation einer Mitralklappenprothese bei extrem verkalktem Anulus unter Plikatur der linksatrialen Wand

Weiterführende Tipps

→ Alfieri-Plastik, transaortal; → Mitralklappenzugang; → Prothesenmismatch.

Literatur

Casselman FP, Gillinov AM, McDonald ML et al (1999) Use of the anterior mitral leaflet to reinforce the posterior mitral annulus after debridement of calcium. Ann Thorac Surg 68:261–262

Triggiani T, Ferro O, Alfieri O (1998) Left atrial wall plication for valve replacement in extensively calcified posterior mitral annulus. Ann Thorac Surg 66:2157

Mitralklappenersatz, Erhalt des subvalvulären Halteapparats

Ziel
Besserung der LV-Funktion nach Mitralklappenersatz durch Erhalt des subvalvulären Halteapparats.

Problem

Der Mitralklappenersatz ist ein Routineeingriff, wobei Bioprothesen oder Kunstprothesen eingesetzt werden können. Unabhängig von der Wahl der implantierten Prothese werden im Rahmen der Standardprozedur die Mitralklappensegel komplett entfernt. Hierbei werden die Chordae tendinea an ihrem Ursprung an den Papillarmuskeln durchtrennt. Dies hat zur Folge, dass die Ventrikelgeometrie verändert und die Pumpfunktion verschlechtert wird.

Lösung und Alternativen

Es gibt mehrere Möglichkeiten Strukturen des subvalvulären Halteapparats zu erhalten. Es gilt dabei zu bedenken, dass bei einer mechanischen Prothese das Spiel der Klappenflügel bzw. der Kippscheibe mit den subvalvulären Strukturen interferieren kann, während dies bei Bioprothesen nicht der Fall ist.

1. Trotzdem sollte man bei Implantation einer Bioprothese die Mitralklappe nicht komplett erhalten, da dies zu einer Verlegung des linksventrikulären Ausflusstrakts führt. Es muss mindestens der Bereich von 10 h bis 14 h, d. h. das Segment A2 reseziert werden (wie es auf manchen Bioprothesen markiert ist).
2. Insbesondere bei der Implantation von mechanischen Prothesen ist es besser, das vordere Segel komplett an seinem Anulus abzulösen. Zumeist wird das vordere Segel in zwei Hälften geteilt, und diese so getrimmt, dass die verbleibenden Segelreste funktionell eine Verlängerung des subvalvulären Halteapparats darstellen. Nachfolgend werden sie an den ehemaligen Kommissuren oder hinter den Stents der Bioprothesen inseriert (Vorgehen nach Miki). Man kann auch das komplett erhaltene vordere Mitralsegel auf den Anulus

des posterioren Segels transponieren. Allerdings können dabei mechanische Klappen in ihrer Funktion beeinträchtigt sein.
3. Das posteriore Segel kann bei Bioprothesen prinzipiell und bei mechanischen Herzklappen zumeist erhalten werden. Eine Behinderung der Klappenfunktion zeigt sich extrem selten, jedoch kann bei erheblich verändertem posterioren Klappensegel eine Verminderung der gemessenen Anulusgröße entstehen, d.h. nur eine kleinere Klappenprothese implantiert werden.

Weiterführende Tipps

→ Mitralklappenanulus, posteriore Verstärkung; → Mitralklappenzugang.

Literatur

Miki S, Kusuhara K, Ueda Y et al (1988) Mitral valve replacement with preservation of chordae tendineae and papillary muscles. Ann Thorac Surg 45: 28–34

Reardon MJ, David TE (1999) Mitral valve replacement with preservation of the subvalvular apparatus. Curr Opin Cardiol 14:104–110

Mitralklappenzugang

Ziel
Adaption des Mitralzugangs an die jeweiligen OP-spezifischen Bedürfnisse.

Problem

Der Standardzugang zur Mitralklappe entlang der interatrialen Grube ist tief und unkomfortabel und erfordert eine erhebliche Luxation des Herzens nach links. Im Bemühen um eine Reduzierung der Sternotomie im Sinne eines minimal-invasiven Vorgehens sind andere Wege zur Mitralklappe notwendig. Auch bei voroperierten Herzen können alternative Zugänge den Eingriff wesentlich erleichtern.

Lösung und Alternativen
Es gibt 6 Zugänge zur Mitralklappe: Abgesehen vom Standardzugang (1) ist das transseptale Vorgehen (2) am häufigsten. Das Vorhofseptum wird im Bereich der Fossa ovalis längs inzidiert und der Schnitt nach kaudal bis zur unteren Hohlvene und nach kranial bis zur oberen Hohlvene verlängert. Ist dieser Zugang noch zu eng, kann er nach kranial bis in das Dach des linken Vorhofs verlängert werden. Dies bietet in jedem Falle eine exzellente Exposition der Mitralklappe, führt aber aufgrund einer Durchtrennung der Blutversorgung des Sinusknotens in 30–50% der Fälle zu bradykarden Rhythmusstörungen, was bis zur permanenten Schrittmacherpflicht führen kann. Will man dieses Risiko bei jungen Patienten mit noch erhaltenem Sinusrhythmus vermeiden, ist es besser, den transseptalen Zugang nicht in das linke Vorhofdach, sondern in die rechte obere Lungenvene zu verlängern. Die Exposition ist ebenfalls ausgezeichnet.
Eine Alternative ist der sog. Dubost-Zugang (3), der den rechten Vorhof und das Septum nicht längs, sondern quer durchtrennt. Allerdings ist die Exposition damit deutlich schlechter.
Der transaortale (4) und transventrikuläre Zugang (5) sind für einen Mitralklappenersatz oder eine komplizierte Mitralrekonstruktion kaum sinnvoll, wohl kann darüber eine Alfieri-Plastik erfolgen. Der

136   Mitralklappenzugang

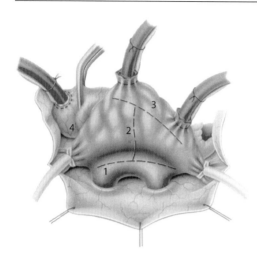

Abb. 1. Darstellung der 4 atrialen Zugänge zur Mitralklappe: (1) Standardzugang, (2) Dubost-Zugang, (3) transseptaler Zugang (Guiraudon); (4) Zugang über das Dach des linken Vorhofs

Zugang über das Dach des linken Vorhofs (6) zwischen A. ascendens und oberer Hohlvene ist heutzutage verlassen, da er keine Vorteile gegenüber den vorhergenannten Verfahren bietet.

Weiterführende Tipps
→ Alfieri-Plastik, transaortal; → Mitralklappenersatz, posteriore Verstärkung.

Literatur
Brawley RK (1980) Improved exposure of the mitral valve in patients with a small left atrium. Ann Thorac Surg 29:179–181

Guiraudon GM, Ofiesh JG, Kaushik R (1991) Extended vertical transatrial septal approach to the mitral valve. Ann Thorac Surg 52:1058–1062

Muskelbrücke

Ziel
Versorgung einer Koronararterie mit einer Muskelbrücke.

Problem

Ein intramural verlaufendes Koronargefäß ist per se ohne Krankheitswert. Führt die Ventrikelmuskulatur systolisch zu einer Einengung des Koronargefäßes (dynamische Koronarstenose) kann dies identische Symptome wie eine (arteriosklerotisch) fixierte Stenose hervorrufen. Solche sog. Muskelbrücken finden sich überwiegend am RIVA. Ihre Spaltung ist komplikationsträchtig; insbesondere Blutungen aus dem gespaltenen Myokard sind häufig und bisweilen auch schwierig zu stillen. Darüber hinaus ist die eingebettete Koronararterie in der Regel zart und zerbrechlich (d.h. nur sehr selten sklerosiert oder verkalkt).

Lösung und Alternativen

Es gibt mehrere Möglichkeiten eine Muskelbrücke zu versorgen und die damit assoziierten Komplikationen zu vermeiden bzw. zu bewältigen.

Am einfachsten ist es, die Muskelbrücke nicht anzutasten und stattdessen einen Bypass distal davon anzulegen. Prognostisch ist diese Lösung aber sicherlich am ungünstigsten. Außerdem setzt diese Maßnahme voraus, dass sich distal der Muskelbrücke ein bypassfähiges Gefäß findet.

Soll die Muskelbrücke gespalten werden, erfolgt dies mit einem Skalpell und erfordert eine minutiöse Blutstillung der Schnittfläche der Muskulatur mit dem Elektrokauter. Prophylaktisch sollte das Operationsgebiet mit Fibrinkleber oder ähnlich wirksamen Hämostyptika bedeckt werden.

Verläuft das Gefäß sehr tief, d.h. wird sehr viel Muskulatur gespalten, besteht die Gefahr einer Ventrikelruptur unterhalb des Koronargefäßes. Eine direkte Naht einer solchen Ventrikelruptur ist nicht möglich. Stattdessen sollte die Rupturstelle mit einer Perikard- oder filzverstärksten Naht (große Nadel) unterstochen und adaptiert werden. Kommt es hierbei zu einer Stenosierung des Koronargefäßes, ist u. U. eine zusätzliche Bypassanlage distal der Rupturstelle möglich.

Weiterführende Tipps

→ Koronaranastomose, Abflusskontrolle; → Koronaranastomose, *No touch*-Technik; → Koronarläsion; → RV-Eröffnung bei RIVA-Präparation.

Literatur

Katznelson Y (1996) Myocardial bridging: surgical technique and operative results. Mil Med 161:248–250

Prasad VS (1995) Modified supra-arterial myotomy for intermiitent coronary obstruction by myocardial bridges. Scan J Thorac Cardiovasc Surg 29:91–93

Hill RC, Chitwood WR Jr, Bashore TM, Sink JD, Cox JL, Wechsler AS (1981) Coronary flow and regional function before and after supraarterial myotomy for myocardial bridging. Ann Thorac Surg 31:176–181

Hansen BF (1982) Myocardial covering on epicardial coronary arteries. Prevalence, localization and significance. Scand J Thorac Surg 16:151–155

Niereninsuffizienz

Problem

Patienten mit einer signifikanten Niereninsuffizienz bis hin zur Dialysepflicht erfahren bei Eingriffen mit der Herz-Lungen-Maschine eine Flüssigkeitsüberladung und eine kardioplegiebedingte Hyperkaliämie.
Bei Kindern, bei denen relativ große Priming-Volumina zum Füllen der Herz-Lungen-Maschine gebraucht werden, kann am Operationsende eine erhebliche Hämodilution bestehen. Diese führt zu einer Verdünnung der Gerinnungsfaktoren und erhöht damit das Blutungsrisiko.

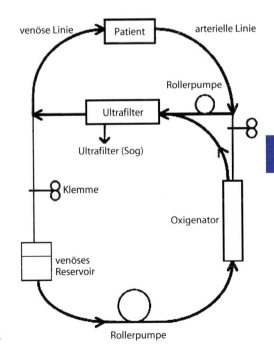

Abb. 1. Schema der modifizierten Ultrafiltration

Lösung und Alternativen

Die einfachste Möglichkeit den Auswirkungen der Niereninsuffizienz entgegenzuwirken besteht darin, einen Hämofilter in den Kreislauf der extrakorporalen Zirkulation zu integrieren und darüber bereits während der Herzoperation Wasser und harnpflichtige Substanzen zu entfernen. Hierzu muss mit Hilfe von Y-Konnektoren ein Parallelkreislauf geschaffen werden, da ein Hämofilter lediglich eine arterielle Zufuhr und eine venöse Ableitung erfordert.

Nach Beendigung der extrakorporalen Zirkulation kann man eine modifizierte Ultrafiltration einsetzen. Auch sie führt Blut über eine semipermeable Membran, wodurch Wasser, Elektrolyte und andere kleinmolekulare Substanzen durch den transmembranen Druckgradient entfernt werden. Sie ist wesentlich effektiver als die konventionelle Ultrafiltration, da sie die Plasmaproteinkonzentration signifikant anhebt und den Transfusionsbedarf deutlich vermindert.

Literatur

Friesen RH, Campbell DN, Clarke DR et al (1997) Modified ultrafiltration attenuates dilutional coagulopathy in pediatric open heart operations. Ann Thorac Surg 64:1787–1789

Off-pump-Exposition des Herzens

Ziel

Exposition der Koronargefäße in der Off-pump-Bypasschirurgie durch Luxation des Herzens.

Problem

In der Off-pump-Koronarchirurgie muss das schlagende Herz so luxiert werden, dass die zu anastomosierenden Koronargefäße zugänglich werden. Dies ist für den RIVA relativ einfach und für die rechte Koronararterie ebenfalls gut zu bewerkstelligen, für das Circumflex-System aber besonders schwierig.

Lösung und Alternativen

Mittlerweile gibt es mehrere Möglichkeiten für eine adäquate Exposition der Koronargefäße. Seitens der Industrie werden Stabilisatorsysteme mit einer apikalen Saugglocke angeboten, die hervorragend funktionieren. Will man aus Kostengründen auf den Einsatz dieser

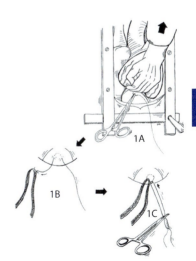

Abb. 1. Die *„Single Suture"*-Technik. Nach Anheben des Herzens wird eine 1-0-Naht im posterioren Perikard gestochen, an das ein Nabelbändchen fixiert wird

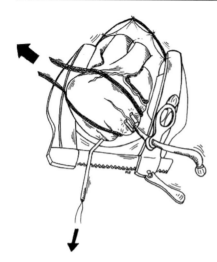

Abb. 2. Exposition eines tieferen Marginalastes

teuren Einmalsysteme verzichten, kann man das Herz über mehrere tiefe Perikardnähte (von der unteren Hohlvene bis in den Sinus obliquus zwischen den Lungenvenen) luxieren. Sehr elegant ist auch die „*Single Suture*"-Technik. Hierbei wird eine 1-0-Naht im Sinus obliquus zwischen den Pulmonalvenenmündungen gestochen und nachfolgend durch ein Nabelband geführt. Über eine Drossel wird das Nabelband mittig am posterioren Perikard fixiert. Durch langsamen Zug an beiden Nabelbandenden lässt sich nun das Herz unter Kontrolle des Blutdrucks (und ggf. in Kopftieflage) in alle gewünschten Positionen bringen.

Weiterführende Tipps

→ Off-pump-Stabilisierung; → T-Graft; → Koronaranastomose, Abflusskontrolle; → Koronaranastomose, → *No touch*-Technik; → MIDCAB.

Literatur

Ricci M, Karamanoukian HL, D'Ancona G et al (2000) Exposure and mechanical stabilization in off-pump coronary artery bypass grafting via sternotomy. Ann Thorac Surg 70:1736–1740

Bergsland J, Karamanoukian HL, Soltoski PR et al (1999) „Single suture" for circumflex exposure in off-pump coronar artery bypass grafting. Ann Thorac Surg 68:1428–1430

Off-pump-Stabilisierung

Ziel
Ruhigstellung des Koronargefäßes im Bereich der geplanten Anastomose.

Problem
Seitens der Industrie werden verschiedenste Stabilisatoren angeboten, die zwar in der Regel eine adäquate Stabilisation erlauben, aber auch erhebliche Kosten verursachen.

Lösung und Alternativen
Unter den industriell verfügbaren Stabilisatoren haben die Octopus-Systeme mittlerweile die größte Verbreitung gefunden. Es handelt sich hierbei um gabelförmige Stabilisierungsarme, die parallel zum Koronargefäß aufgesetzt werden. Sie stabilisieren das Koronargefäß durch den applizierten Druck und zusätzlich durch einen Sog über kleine Saugnäpfe. (Eine reine Druckstabilisierung ist der kombinierten Form sicherlich unterlegen.)

Im Bereich des RIVA und der rechten Koronararterie ist eine Stabilisierung jedoch auch mit viel einfacheren Mitteln zu erreichen. Man kann das Koronargefäß proximal und distal der Anastomosenstelle mit einem Gummizügel an- und umschlingen, und das Koronargefäß durch simples Anspannen der Gummizügel stabilisieren. Die Gummizügel haben den Vorteil, dass sie im Vergleich zu Nahtmaterial keine Druckläsionen an der Gefäßwand hervorrufen.

An der Hinter- und Seitenwand ist die Stabilisierung am schwierigsten. Eine wirksame und kostengünstige Lösung besteht darin, das Herz durch Streifen oder ausgezogene Kompressen, welche hinter der V. cava inferior durchgezogen werden, zu luxieren. Hierbei drückt das Herz derart gegen die Luxationskompressen/-streifen, dass das Herz dadurch schon ziemlich ruhiggestellt wird.

Weiterführende Tipps
→ Off-pump-Exposition des Herzens; → T-Graft; → MIDCAB;
→ Koronaranastomose, *No Touch*-Technik.

Ösophagusschutz

Ziel

Schonung des Ösophagus bei ausgedehnten Lungenresektionen sowie bei Schwartenpleurektomie.

Problem

Die krankheitsbedingt schlechte Übersicht über das hintere Mediastinum erlaubt bei der Resektion entzündlicher oder tumoröser Pleuraschwarten keine genaue Identifikation und Sichtschonung des Ösophagus. Gleiches gilt in abgeschwächter Form für tumorbedingt unübersichtliche Situationen in der resezierenden Lungenchirurgie. Besonders problematisch sind partielle Ösophaguswandläsionen, die erst postoperativ infolge Nahrungsaufnahme durch eine „atypische" Mediastinitis auffallen. Zudem ist infolge des stattgehabten Eingriffs mit entsprechend vielfältiger chirurgischer Differenzialdiagnose auch die zeitgerechte Feststellung der richtigen Diagnose schwierig.

Lösung und Alternativen

Die präoperative Einlage einer großkalibrigen Magensonde im Rahmen der Narkoseeinleitung erlaubt auch ohne direkte Aufsicht auf den Ösophagus durch den auffälligen Tastbefund eine sichere Schonung des Hohlorgans. Pflicht ist aber das Erheben eines entsprechenden Tastbefundes zum Ausschluss eines Umschlagens der Magensonde, um einen fehlenden Tastbefund nicht falsch zu interpretieren und damit möglicherweise unbemerkt eine folgenschwere Läsion zu setzen.

Grundsätzlich sollte hier auf die auch beim Empyem eventuell erkennbare Umschlagfalte zwischen parietaler und viszeraler Pleura geachtet werden, um nicht fälschlicherweise hinter Ösophagus oder Aorta zu präparieren und entsprechende Verletzungen zu setzen.

Bei kritischer Nähe des Tumors zum Ösophagus bei resezierender Lungenchirurgie empfiehlt sich eine intraoperative Blauprobe zur rechtzeitigen Feststellung eines Ösophagusdefektes.

Literatur

Merkle NM, Vogt-Moykopf I, Baumeister RGH et al (1991) Das Pleuraempyem. Erkrankungen der Brustwand und der Pleura. In: Heberer G, Schildberg FW, Sunder-Plassmann L et al (Hrsg) Die Praxis der Chirurgie. Lunge und Mediastinum. 2. Aufl, Springer, Berlin Heidelberg New York, S 508–516

Papillarmuskelrekonstruktion

Ziel

Rekonstruktion eines degenerierten und elongierten Papillarmuskels bei ischämischer Mitralinsuffizienz.

Problem

Eine ischämische Mitralinsuffizienz entsteht durch eine Degeneration und eine fibrotische Elongation von Papillarmuskeln, wobei die Klappensegel intakt bleiben. Prinzipiell gilt, dass bei strukturell nicht veränderten Klappensegeln – wenn möglich – kein Klappenersatz durchgeführt werden, sondern eine Rekonstruktionsmaßnahme erfolgen sollte. Auf diese Weise können eine Antikoagulation und Klappenersatz assoziierte Komplikationen vermieden werden.

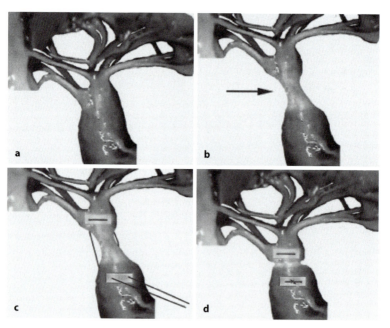

Abb. 1. Operative Technik zur Papillarmuskelverkürzung

Lösung und Alternativen
Die Rekonstruktion des Papillarmuskels erfolgt mit Hilfe einer filzverstärkten PTFE-Naht, die auf der einen Seite durch die Basis des Papillarmuskels und auf der anderen Seite durch den Kopf des elongierten Papillarmuskels gestochen wird (U-Naht). Dadurch wird der fibrotische Papillarmuskelanteil gerafft und eine Durchtrennung vermieden.

Weiterführende Tipps
→ Mitralklappenzugang; → Quadranguläre Resektion, modifizierte Sliding Plasty; → Chordaersatz; → Alfieri-Plastik, transaortal.

Literatur
Fasol R, Lakew F, Pfannmüller B et al (2000) Papillary muscle repair surgery in ischemic mitral valve patients. Ann Thorac Surg 70:771–777

Parenchymbrückendurchtrennung

Ziel

Einfache, rasche und atraumatische Lobektomie.

Problem

Bei Vorliegen breiter Parenchymbrücken und entsprechend schwach ausgebildetem Interlobärspalt ist das konventionelle Vorgehen der schrittweisen Ligaturversorgung zu beiden Seiten mit anschließender Durchtrennung des jeweils isolierten Parenchymbrückenabschnitts bis zum Erreichen des interlobären Gefäßverlaufs und anschließender Gefäßidentifikation und Ligaturversorgung sehr zeitraubend.

Lösung und Alternativen

Uns hat sich folgendes zeitsparende Vorgehen bewährt: nach bidigitaler Palpation des interlobären Gefäßverlaufs erfolgt die vorsichtige direkte Präparation der Gefäße unmittelbar über dem Tastbefund direkt auf das digitale Widerlager zu. Nach Spaltung der Gefäßscheide erfolgt die weitere Präparation den Leitstrukturen folgend. Nach sicherer Identifikation der verschiedenen segmentalen Äste erfolgt medial wie lateral der interlobären Gefäßscheide das tunnelierende, spreizende Präparieren der Parenchymbrücke mit einer Overholt-Klemme auf die Bronchusvorderkante zu. Voraussetzung dafür ist die zuvor durchgeführte Spaltung der pleuromediastinalen Umschlagsfalte. Durch den so geschaffenen Kanal wird ein Stapler-Klammernahtgerät eingeführt und die Parenchymbrücke unter Sichtschonung der Gefäßstrukturen durchtrennt. Mit einer Nachladeeinheit erfolgt anschließend die Versorgung der gegenseitigen Parenchymbrücke. Es resultiert nach wenigen Arbeitsschritten ein isolierter Lappen. Nach nochmaliger Überprüfung der jeweiligen Segmentzugehörigkeit können die entsprechenden Gefäße durchtrennt werden.

Weiterführende Tipps

→ Interlobärspalt, fehlend; → Hauptbronchusdurchtrennung, Tubuslage; → Lungentumor, technische Operabilität.

Literatur

Lezius A (1953) Die Lungenresektionen. Thieme, Stuttgart

Nohl-Oser HC, Salzer GM (1985) Präparation und Versorgung der großen Gefäße. In: Nohl-Oser HC, Salzer GM (Hrsg) Lungenchirurgie. Thieme, Stuttgart New York, S 66–70

Schildberg FW, Meyer G (1991) Operationstechnische Grundlagen am Lungengefäßsystem. In: Heberer G, Schildberg FW, Sunder-Plassmann L et al (Hrsg) Die Praxis der Chirurgie. Lunge und Mediastinum. 2. Aufl, Springer, Berlin Heidelberg New York, S 213–221

Perikardverschluss beim LVAD

Ziel

Senkung des Resternotomierisikos bei Reeingriffen (z. B. Transplantation) durch Minderung der Adhäsionen nach (L)VAD-Implantation.

Problem

Eine Resternotomie ist komplikationsträchtiger als eine primäre Sternotomie. Dies gilt umso mehr für Patienten mit einem implantierten Kunstherzunterstützungssystem. Aufgrund mediastinaler Resthämatome und inflammatorischer Reaktionen infolge des Ersteingriffs bilden sich Verwachsungen, die bei einer Resternotomie eine Lazeration des rechten Ventrikels und insbesondere auch des Ausflusstraktconduits begünstigen.

Lösung und Alternativen

Die einfachste Möglichkeit eine Adhäsion des Ausflusstraktconduits an der Rückseite des Sternums zu verhindern besteht im Einnähen einer PTFE-Membran (Goretex®), da ein primärer Perikardverschluss aufgrund der implantierten Kanülen nicht möglich ist. Hierzu wird eine dünne PTFE-Membran (0,1 mm) trapezoid zurechtgeschnitten und beiderseits an den Perikardrändern mit einer fortlaufenden Naht oder Einzelknopfnähten fixiert.

Alternativ, aber auch additiv, kann die am meisten gefährdete Ausflusstraktkanüle geschützt werden. Einerseits kann sie durch eine PTFE- oder Dacronprothese vom Pumpenaustritt bis zur aortalen Anastomose ummantelt werden, was auch der Hämostase zugute kommt, andererseits kann der Ausflusstraktconduit ebenfalls mit einer PTFE-Membran bedeckt werden.

Weiterführende Tipps

→ LVAD-Implantation, Prävention von Blutungen; → LVAD-Implantation, Kanülenfixierung; → LVAD-Implantation, passagere Rechtsherzunterstützung.

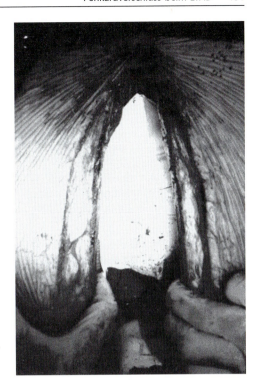

Abb. 1. Verschluss des Perikards mit einer PTFE-Membran

Literatur

Vitali E, Russo C, Tiziano C et al (2000) Modified pericardial closure technique in patients with ventricular assist device. Ann Thorac Surg 69:1278–1279

Persistierende linke obere Hohlvene

Ziel

Adäquate Drainage einer persistierenden linken oberen Hohlvene für die extrakorporale Zirkulation.

Problem

Eine persistierende linke obere Hohlvene sollte (z. B. im Rahmen einer transseptalen Mitralchirurgie) für die Institution einer extrakorporalen Zirkulation drainiert werden, sofern sie anatomisch bedeutsam ist.

Lösung und Alternativen

Es bestehen zwei Möglichkeiten: (1) Eine venöse Kanüle kann durch den Koronarsinus bis in die linke obere Hohlvene vorgeschoben werden. In der Mitralklappenchirurgie scheint dieses relativ einfach anmutende Vorgehen jedoch nachteilig zu sein, da die Mitralklappe nach anterior verlagert und der Zugang deutlich erschwert wird. (2) Vorteilhafter ist eine direkte Kanülierung der linken oberen Hohlvene, wofür sich eine gewinkelte Kanüle mit einer Metallspitze von ca. 20 F besonders eignet. Hierdurch wird die Sicht auf die Mitralklappe nicht nachteilig verändert.

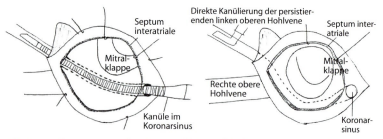

Abb. 1. Kanülierung der linken oberen Hohlvene über den Koronarsinus (links) bzw. direkt (rechts)

Weiterführende Tipps
→ Kanülierung, bicaval.

Literatur
Mathur A, Arsiwala S, Yadav KS et al (2001) Combined transseptal superior approach to mitral valve: management of left superior vena cava. Ann Thorac Surg 72:663–664

Pleurodese

Ziel
Effektive Pleurodese, auch beim kompromittierten Patienten ohne chirurgische Behandlungsoptionen.

Problem
Rezidivierende maligne Ergüsse sowie Pneumothoraces auf dem Boden einer großbullös destruierten Emphysemlunge stellen wegen der Schwere der zugrunde liegenden Erkrankung sowie des häufig sehr schlechten Allgemeinzustands der Patienten ein therapeutisches Dilemma dar. Ausgedehnte operative Interventionen sind aufgrund der prognostischen Situation sowie funktioneller Kontraindikationen häufig nicht zu rechtfertigen. In dieser Situation ist ein einfach anwendbares, wenig belastendes und effektives/sicheres Verfahren zur symptomatischen Therapie wichtig.

Lösung und Alternativen
Verschiedene Verfahren der thermischen, mechanischen und chemischen Pleurodese, ggf. auch in Kombination anwendbar, stehen zur Verfügung. Verschiedene Substanzen werden üblicherweise für eine chemische Pleurodese verwandt: Fibrinkleber, Tetrazykline, Bleomycin, Glucose-Lösung, Talkum-Puder. Ziel ist dabei die Verklebung beider Pleurablätter durch einen heftigen Entzündungsreiz. Hierzu sind 2 Methoden zu favorisieren:

Tetrazyklin-Pleurodese
Am einfachsten ist eine Tetrazyklin-Pleurodese über die liegenden Thoraxdrainagen. Hierzu werden 500 mg Supramycin in 30 ml Aqua dest. aufgelöst, fakultativ kann Carbostesin (20 ml 0,5%) dazugegeben werden. Die Lösung wird über eine Blasenspritze in die Thoraxdrainagen injiziert und danach ein Ablaufen für 1 h verhindert. Bei bestehendem Luftleck sollten die Drainagen jedoch nicht abgeklemmt, sondern hoch gehängt werden, um keinen Spannungspneumothorax zu provozieren. Während dieser Zeit wird die Lage des Patienten alle 15 min geändert, so dass die Flüssigkeit im Pleuraraum sich gut verteilt und alle Bereiche erreicht. Das ganze Verfahren wird an 3 Tagen wiederholt.

Talkum-Puder-Pleurodese

Im diesem Fall wird das Puder vor Applikation aufgelöst und ebenso über eine zuvor angelegte Thoraxdrainage mittels Blasenspritze instilliert. Voraussetzung für eine erfolgreiche Pleurodese ist die vollständige Erguss-Evakuation bzw. Pneumothorax-Liquidierung und damit ein allseitiges Wiederanliegen der Lunge an der Brustwand. Als relevante Nebenwirkungen müssen ein gelegentlicher heftiger pleuraler Schmerz für 15–30 min sowie eine (sub)febrile Temperaturerhöhung für einige Stunden erwähnt werden. Die Heftigkeit der subjektiven Beeinträchtigung ist dosisabhängig und steht erstaunlicherweise nach klinischer Beobachtung in keiner Relation zum individuellen Effekt des Verfahrens. Insbesondere die großzügige bedarfsadaptierte Schmerztherapie ist zu erwähnen, um keine respiratorische Insuffizienz bei vorbestehend regelhaft deutlich kompromittierter Lungenfunktion zu provozieren.

Wichtig ist eine ausreichende Verdünnung bei maximaler Pudermenge von 10 g sowie ein häufiger Lagewechsel des Patienten während der ersten 30 min nach Poudrage, bis die Thoraxdrainage wieder geöffnet wird. So lässt sich eine höhere Puderkonzentration an einzelnen Stellen und die daraus resultierende Talkumgranulombildung (spätpostinterventionelle DD. Tumorrezidiv) weitgehend vermeiden.

Auch als additive Maßnahme im Rahmen einer Thorakoskopie oder Thorakotomie ist die Talkumpoudrage möglich: im ersten Fall verwendet man am besten einen Sprühverneveler zur gleichmäßigen Applikation des aufgelösten Talkumpuders, im letzteren ist auch das gezielte, gleichmäßige Bestäuben des Situs „von Hand" denkbar.

Weiterführende Tipps

→ Eerland-Thoraxdrainage; → Chylothorax-Versorgung.

Tabelle 1.

Vollremissionsraten	
Tetrazyklin-Pleurodese	68–98%
Fibrinklebung	77%
Bleomycin	67–90%
Talkum-Poudrage ohne Pleurektomie	76–100%

Literatur

Kennedy L, Rush VW, Strange C et al (1994) Pleurodesis using talc slurry. Chest 106:342–346

Lorenz J (1998) Checkliste Pneumologie. 3. Aufl, Thieme, Stuttgart New York, S 572–574

Rühle KH (1997) Pleurodese. In: Rühle KH (Hrsg) Pleuraerkrankungen. Kohlhammer, Stuttgart Berlin Köln, S 169–174

Pneumolyse, Strategie

Ziel

Einfache und atraumatische Auslösung der verwachsenen Lunge aus der Pleurahöhle.

Problem

Gelegentlich machen massivste pleuropulmonale Adhäsionen nach Trauma, operativem Eingriff oder auch schwerer Pleuritis die Mobilisation des Lungenflügels extrem schwierig. Eine extrapleurale Auslösung der Lunge in der Schicht der Fascia endothoracica ist nicht in jedem Fall die Methode der Wahl. Besonders bei ausgedehnten Resektionen (z. B. bei Bilobektomien oder Resektion des linken Oberlappens), vor allem aber bei Pneumektomien resultiert das Problem der Nachblutung, da die ausgedehnte Brustwandwunde mangels Kompression durch Lungengewebe keine „natürliche" Blutstillung erfährt.

Lösung und Alternativen

Nach thorakotomienaher Ablösung der Lunge von der Brustwand erfolgt die rasche Präparation nach ventral oder auch dorsal auf das Mediastinum zu. Die Erfahrung lehrt, dass Verwachsungen dort erheblich zarter ausgeprägt sind. So ist dort eine rasche Schichtfindung möglich. Von dort ist auch das weitere Präparieren in der richtigen Schicht zur Mobilisation der übrigen Lungenabschnitte möglich. Neben der Minimierung von fistelnden Parenchymleckagen ist so auch eine Reduktion des postoperativen Blutverlustes bzw. Bedarfs an Fremdblut möglich.

Weiterführende Tipps

→ Parenchymbrückendurchtrennung; → Ligamentum pulmonale, Spaltung; → Lungentumor, technische Operabilität.

Literatur

Kaiser D (1989) Lösung von Adhäsionen. Eingriffe bei Erkrankungen der Lungen und des Bronchialsystems sowie der Pleura. In: Gschnitzer F (Hrsg) Chirurgie des Thorax. Breitner Chirurgische Operationslehre Bd II, 2. Aufl, Urban & Schwarzenberg, München Wien Baltimore, S 49–50

Nohl-Oser HC, Salzer GM (1985) Lungenchirurgie. Thieme, Stuttgart New York

Porzellanaorta

Ziel

Aortale Kanülierung und Abklemmung bei einer Porzellanaorta.

Problem

Verkalkungen in der A. ascendens bergen das Risiko einer Ablösung von Kalkplaques, welche nachfolgend zu systemischen oder zerebralen Embolien führen können. Eine schwerst verkalkte Aorta (Porzellanaorta) birgt nicht nur die genannten Probleme, sondern kann auch eine Kanülierung und ein Abklemmen des Gefäßes unmöglich machen.

Lösung und Alternativen

Bei einer ausgedehnt verkalkten Aorta ist es besser, dieses Gefäß zu meiden und die Kanülierung an alternativen Stellen durchzuführen. Am einfachsten ist es, in den proximalen Aortabogen auszuweichen. Darüber hinaus kann die Kanüle am Truncus brachiocephalicus, über die (rechte) A. subclavia oder über eine Femoralarterie eingebracht werden (siehe Subclaviakanülierung bei Typ-A-Dissektion).
Kann die Aorta nicht abgeklemmt werden, führt man Koronareingriffe am besten am schlagenden oder am flimmernden Herzen durch. Bei Klappeneingriffen gibt es mehrere Möglichkeiten. Will man nicht primär im hypothermen Kreislaufstillstand operieren, kann transfemoral oder transaortal ein Ballonkatheter vorgeschoben werden. Transfemorale Katheter (z. B. Heartport-System) werden über eine Schleuse eingebracht und unter Echokardiographie- oder Röntgenkontrolle platziert. Kann der femorale Zugang aufgrund einer schweren arteriellen Verschlusskrankheit der unteren Extremitäten nicht gewählt werden, wird ein Ballonkatheter (z. B. Foley-Katheter) über die A. ascendens eingebracht. Hierzu muss der Patient abgekühlt und ein kurzzeitiger Kreislaufstillstand induziert werden. Im Kreislaufstillstand wird die Aorta eröffnet und der Ballonkatheter platziert und aufgeblasen. Über das Lumen des Katheters wird die Aorta mit Reinstitution der extrakorporalen Zirkulation entlüftet.

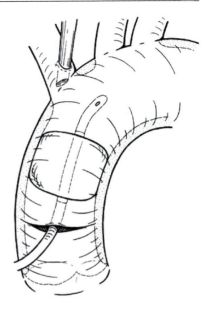

Abb. 1. Kanülierung des Truncus brachiocephalicus und Einlage eines Ballonkatheters zur Aortenokklusion

Weiterführende Tipps
→ Subclaviakanülierung bei Typ-A-Dissektion;   → Kanülierung, femoral.

Literatur
Prfti E, Frati G (2001) Inominate artery cannulation in patients with severe porcelain aorta. Ann Thorac Surg 71:399–400

Cosgrove III DM (1983) Management of the calcified aorta: an alternative method of occlusion. Ann Thorac Surg 36:718–719

Prothesenkanülierung

Ziel
Sicherer Verschluss einer Dacronprothese nach direkter Kanülierung.

Problem

Im Rahmen der Aortenchirurgie, z. B. bei Aortendissektionen, wird die Aorta durch eine Dacronprothese ersetzt. Erfolgt eine Umkanülierung, z. B. von der A. femoralis auf die neu implantierte Prothese, kann die Hämostase nach Entfernen der Aortenkanüle aufgrund der Rigidität des Prothesenmaterials problematisch sein. Eine Tabaksbeutelnaht führt zu Falten am Kanülierungsloch, die nur schwer abzudichten sind.

Lösung und Alternativen

Die Kanülierung der Aortenprothese erfolgt über eine Querinzision. Der Verschluss wird über zwei fortlaufende Polypropylennähte 5-0 (jeweils eine von jedem Inzisionsende) erreicht, welche außerhalb des Inzisionsbereichs beginnen und etwa 1–2 mm vom Rand gestochen werden. Diese Nähte können schon vor der Kanülierung vorgelegt

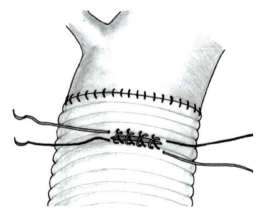

Abb. 1. Prothesenkanülierung über zwei parallele 5-0-Nähte entlang einer Querinzision

und danach mittels Tourniquets gestrafft werden, um die Kanüle zu fixieren. Auf eine Tabaksbeutelnaht kann dann verzichtet werden.

Weiterführende Tipps
→ Subclaviakanülierung bei Typ-A-Dissektion; → Kanülierung, femoral.

Literatur
Feindel CM, Sung Y (2002) Prosthetic aortic graft cannulation: a simple technique to secure hemostasis. Ann Thorac Surg 74:937–938

Prothesenmismatch

Ziel
Wahl einer ausreichend großen Klappenprothese (adaptiert an die Körperoberfläche).

Problem

Bei einer Rekonstruktion oder beim Ersatz einer Herzklappe muss eine minimale Klappenöffnungsfläche gewährleistet werden, da andernfalls eine Klappenstenose droht. Nur bei einer bereits präoperativ bestehenden Klappenstenose und einem daran adaptierten Ventrikel ist die Implantation einer „zu kleinen" Prothese nicht so bedeutsam. Ist der Klappenanulus nach Rekonstruktion größer als normal oder wird eine Klappenprothese implantiert, die größer als normal ist, hat dies keine negativen Konsequenzen.

Lösung und Alternativen

Für die Aortenposition gibt es eine einfache Regel, die sich an der Körperoberfläche orientiert:

Tabelle 1.

KÖ $< 1{,}7\ m^2$	→ Prothese < 21 erlaubt
$2{,}0\ m^2 > $ KÖ $> 1{,}7\ m^2$	→ mindestens 21er Prothese
KÖ $> 2{,}0\ m^2$	→ mindestens 23er Prothese

Eine Prothese über 25 mm sollte nur in Ausnahmefällen verwendet werden.
Für die Mitralklappe gibt es keine vergleichbare Regel. Schließlich ist eine Erweiterung des Mitralanulus im Vergleich zur Aortenklappe technisch wesentlich schwieriger und erfolgt nur kasuistisch. Jedoch entspricht einer 21er Aortenklappe in etwa eine 27er Mitralklappe, d. h. eine 25er Klappe sollte nur in Ausnahmefällen implantiert werden. Ein typisches Beispiel hierfür ist ein (relativ kleiner) Patient mit einer Mitralstenose, der an die Physiologie einer „zu kleinen Klappe" adaptiert ist.

Eine Mitralklappeninsuffizienz aufgrund eines weiten Mitralanulus, die mit einer linksventrikulären Dilatation assoziiert ist, kann – und sollte auch – im Rahmen einer Mitralrekonstruktion verkleinert werden, um die Koadaptionsfläche der Klappensegel zu vergrößern. Auch zeigen Patienten mit einer dilatativen Kardiomyopathie und einer signifikanten Mitralinsuffizienz bei einer Überkorrektur des Mitralanulus im Sinne einer extremen Verkleinerung exzellente Langzeitresultate.

Für die optimale Größe des Trikuspidalklappenanulus gibt es noch weniger Anhalt. In der überwiegenden Zahl der Fälle besteht eine Trikuspidalinsuffizienz, zumeist sekundärer Art. Trikuspidalstenosen sind extrem selten. Aus diesem Grund stellt sich das Problem eines zu kleinen Anulus eigentlich nie. Die Frage ist immer nur, inwieweit ein erweiterter Anulus verkleinert werden soll. Bei der Durchführung von DeVega-Plastiken wurde über Jahre nur getestet, ob 2–3 Finger nach erfolgter Rekonstruktion noch durch das Klappenostium passen. Diese Methode ist sehr ungenau, hat aber klinisch überwiegend funktioniert. Besser ist es, entweder einen prothetischen Klappenring zu verwenden, oder die DeVega-Plastik über einen Klappenprüfer zu erstellen. Hinsichtlich der optimalen Größe sollte man stets auf der größeren Seite bleiben, da schon relativ geringe Gradienten klinisch bedeutsam werden können.

Pulmonalklappeneingriffe sind bei Erwachsenen selten. Zumeist sind es Sekundäreingriffe nach Korrekturen angeborener Herzfehler, gelegentlich muss ein degenerierter Homograft nach einer Ross-Operation ausgetauscht werden. Für den Klappenersatz wird eine Standardprothese Pulmonalposition so gut wie nie verwendet, stattdessen wird ein Homograft implantiert. Die notwendige Größe wird präoperativ anhand echokardiographischer Untersuchungen festgelegt, da die Homografts in der Regel nicht vorrätig sind, sondern bestellt werden müssen. Ein leichtes Größenmismatch spielt keine Rolle.

Weiterführende Tipps

→ Aortale Anuloplastik; → Aortenerweiterungsplastik; → Aortaler Homograft, Größenmatch; → Doppelklappenerweiterungsplastik.

Literatur

Blais C, Dumesnil JG, Baillot R et al (2003) Impact of prosthesis mismatch on short-term mortality after aortic valve replacement. Circulation 108:983–988

Hanayama N, Christakis GT, Mallidi HR et al (2002) Patient prosthesis mismatch is rare after aortic valve replacement: valve size may be irrelevant. Ann Thorac Surg 73:1822–1829

Pulmonalarterienpräparation

Ziel

Atraumatische Abpräparation der Pulmonalarterie vom Bronchus.

Problem

Insbesondere bei postinfektiösen Situationen finden sich gelegentlich derbe Verschwielungen der pulmonalarteriellen Gefäßscheide mit dem Stammbronchus. Bei dem Versuch, die Pulmonalarterie zu isolieren, kommt es gelegentlich bereits beim Versuch, extraperikardial einen sichernden Tourniquet anzulegen, zum Gefäßeinriss, dessen Beherrschung aufgrund der rasch unübersichtlichen Situation bei grundsätzlich erschwerter Präparation höchste Anforderungen an den Operateur und sein Team stellt.
Eine ähnliche Situation kann aus einer metastatischen oder direkten Tumorinfiltration von Gefäßscheide und Gefäßwand resultieren.
Grundsätzlich besteht wegen der mit der Zugehörigkeit zum Niederdrucksystem verbundenen dünnen, vulnerablen Wandung die Tendenz, leicht einzureißen. Diesem Problem kommt nicht zuletzt deshalb eine besondere Wichtigkeit zu, da ein größerer Blutverlust im kleinen Kreislauf rasch zu einer verminderten linksventrikulären Füllung mit Herzschlagvolumenreduktion und konsekutiver Gefahr des akuten Herzstillstands führt.

Lösung und Alternativen

Nach Perikarderöffnung und intraperikardialer Tourniquetanschlingung des Pulmonalarterienstammes wird eine kräftige Durchstechungsnaht durch den Hauptbronchus gestochen, die unter Zug am Bronchus eine vorsichtige Präparation zwischen Arterie und Bronchus erlaubt. Weiterhin sollte zur Vermeidung einer Gefäßläsion jegliche Ligaturversorgung der arteriellen Gefäße nur am entspannten, zugfreien Gefäß erfolgen (Nachlassen des Zuges am Lungenparenchym im Moment der Ligaturknüpfung).
Eine absolute Ausnahmeversorgung in ganz verzweifelter Situation stellt im Fall der Untrennbarkeit vom Stammbronchus das gemein-

same Absetzen der Pulmonalarterie mit dem gleichen linearen Klammernahtgerät dar.

Weiterführende Tipps
→ Pneumolyse, Strategie; → Interlobärspalt, fehlend.

Literatur
Lezius A (1953) Die Lungenresektionen. Thieme, Stuttgart
Nohl-Oser HC, Salzer GM (1985) Präparation und Versorgung der großen Gefäße. In: Nohl-Oser HC, Salzer GM (Hrsg) Lungenchirurgie. Thieme, Stuttgart New York, S 66–70
Schildberg FW, Meyer G (1991) Operationstechnische Grundlagen am Lungengefäßsystem. In: Heberer G, Schildberg FW, Sunder-Plassmann L et al (Hrsg) Die Praxis der Chirurgie. Lunge und Mediastinum. 2. Aufl, Springer, Berlin Heidelberg New York, S 213–221

Quadranguläre Resektion, modifizierte Sliding Plasty

Ziel

Ausgleich unterschiedlicher Höhen der posterioren Segelanteile nach quadrangulärer Resektion.

Problem

Eine Mitralklappenrekonstruktion wird einem Mitralklappenersatz gegenüber bevorzugt, insbesondere bei einer Mitralklappeninsuffizienz. Eine Standardoperation ist hierbei die sog. quadranguläre Resektion bei einem Prolaps des posterioren Mitralsegels. Nach einer Resektion des prolabierten Segments können die verbleibenden Segelenden des posterioren Mitralsegels eine unterschiedliche Höhe aufweisen. Um eine spannungsfreie und einwandfreie Anastomose der Segelenden zu erzielen, muss die herkömmliche Technik modifiziert, d. h. die Höhe der Segelenden ausgeglichen werden.

Lösung und Alternativen

Prinzipiell bestehen zwei Möglichkeiten:
1. Reduktion der Höhe des höheren Segelendes. Dazu wird dieses Segel auf 2–3 cm Länge vom Anulus abgetrennt und über eine modifizierte *Sliding*-Plastik wieder mit dem anderen Segelende vereinigt. Beim erneuten Annähen des (höheren) Segels wird dessen Höhe durch mehr oder weniger kräftige Stiche ausgeglichen bzw. angepasst (Abb. 1 a–c links).
2. Alternativ kann die Höhe des niedrigeren Segels vergrößert werden. Hierzu wird dieses Segel soweit vom Anulus abgetrennt, bis dessen natürliche Höhe plus abgetrennter Bereich der Gesamthöhe des korrespondierenden Segels entspricht. Durch eine Plikatur des Klappenanulus werden die Segelenden approximiert, so dass eine spannungsfreie Reanastomosierung möglich wird (Abb. 1 a–c rechts).

Weiterführende Tipps

→ Mitralklappenzugang; → Mitralklappenanulus, posteriore Verstärkung.

Quadranguläre Resektion, modifizierte Sliding Plasty 167

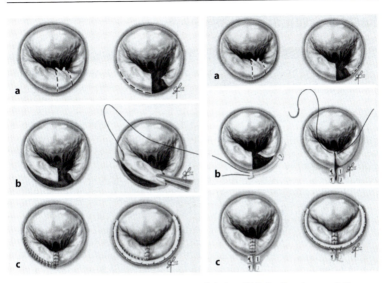

Abb. 1. Modifizierte *Sliding*-Technik mit Reduktion (links) oder Augmentation (rechts) eines posterioren Segelanteils

Literatur

Gillinov AM, Cosgrove DM III (2001) Modified quadrangular resection for mitral valve repair. Ann Thorac Surg 72:2153–2154

Carpentier A (1983) Cardiac valve surgery. The „French correction". J Thorac Cardiovasc Surg 86:323–337

Rechtsherzeingriff, minimal-invasiv

Ziel
Zugang zum rechten Herzen bei einem minimal-invasiven Eingriff.

Problem

Herzchirurgische Eingriffe am rechten Herzen unter Verwendung der extrakorporalen Zirkulation bedürfen einer Doppelkanülierung, eine Zweiwegekanüle kann nicht verwendet werden. Bei kleinen Zugängen kann es schwierig oder gar unmöglich sein, die A. ascendens und beide Hohlvenen direkt zu kanülieren. Darüber hinaus verlegen die drei Kanülen einen erheblichen Teil des Zugangswegs.

Lösung und Alternativen

Um den geringen Raum eines kleinen chirurgischen Zugangs voll nutzen zu können, bedient man sich peripherer Kanülierungstechniken. Hierbei sind 3 Vorgehensweisen möglich:

1. Die Aorta wird über eine Kanülierung der A. femoralis retrograd perfundiert, wobei die Aorta direkt oder über eine sog. Endoclamp (Heartport-Verfahren) okkludiert werden kann. Eine femoral-bicavale venöse Kanüle kann bis in die obere Hohlvene vorgeschoben und beide Hohlvenen können über Tourniquets verschlossen werden.
2. Kann eine femoral-bicavale venöse Kanüle nicht korrekt platziert werden, wird sie oder eine normale femoral-venöse Kanüle in die untere Hohlvene gelegt und diese kranial davon okkludiert. Die obere Hohlvene wird dann zumeist direkt über das Herzohr kanüliert.
3. Eine weitere Möglichkeit seitens der oberen Hohlvene besteht darin, diese über die V. jugularis interna von extern oder über eine separate Inzision zu kanülieren und den Mündungsbereich zum Herzen entweder mit einer Klemme direkt oder über einen Ballonkatheter indirekt zu okkludieren.

Weiterführende Tipps
→ Ministernotomie; → MIDCAB.

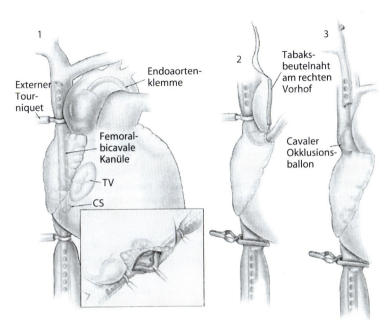

Abb. 1. Kanülierungsmöglichkeiten

Literatur

Peters WS, Stevens JH, Smith JA et al (1997) Minimally invasive right heart operations: techniques for bicaval occlusion and cardioplegia. Ann Thorac Surg 64:1843–1845

Resternotomie

Ziel

Risikoarme Resternotomie nach vorangegangener kardiochirurgischer Voroperation.

Problem

Über eine mediane Sternotomie voroperierte Patienten können bei einer Folgeoperation nicht mit der normalen Sternumsäge wiedereröffnet werden. Da das Sternum mit den dahinterliegenden mediastinalen Strukturen einschließlich des Herzens durch Adhäsionen verwachsen ist, muss das Sternum mit der oszillierenden Säge durchtrennt werden. Hierbei können das rechte Herz, die A. ascendens und auch die V. brachiocephalica verletzt werden.

Lösung und Alternativen

Nachdem die alte Narbe exzidiert und die Drähte entfernt sind, wird das Sternum kranial und kaudal mit dem Elektrokauter so weit wie

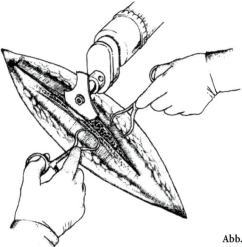

Abb. 1. Anheben des Sternums mit zwei Tuchklemmen

möglich freigelegt. Während im Jugulum nur wenige Zentimeter präpariert werden können, kann der Bereich des Xiphoids unter Umständen bis auf Zeigefingerlänge von den mediastinalen Verwachsungen gelöst werden. Vor dem Sägen werden die Rippenbögen direkt neben dem kaudalen Sternumende durch kräftige Tuchklemmen angeklemmt und damit das Sternum hochgezogen. Durch die Vergrößerung des Abstands zwischen Sternum und Herz wird beim nachfolgenden Sägen die Gefahr einer rechtsventrikulären Verletzung oder einer Lazeration anderer mediastinaler Strukturen erheblich vermindert. Die früher nicht selten angewandte Technik des Belassens der dorsalen Corticalis ist nicht mehr notwendig, es sei denn dass ein „Einwachsen" kardialer Strukturen in den Knochen als wahrscheinlich oder gesichert angesehen wird (Rarität).

Weiterführende Tipps

→ Ministernotomie; → ITA-Schutz; → LVAD-Implantation von lateral.

RV-Eröffnung bei RIVA-Präparation

Ziel

Versorgung einer rechtsventrikulären Ruptur bei der RIVA-Präparation.

Problem

Der Ramus interventricularis anterior (RIVA) ist bei einem Drittel der Patienten mit Muskulatur bedeckt. Eine Freilegung des intramuralen Gefäßabschnitts des RIVA kann zu einer Eröffnung des rechten Ventrikels führen.

Lösung und Alternativen

Die Versorgung einer akzidentiellen RV-Ruptur im Bereich des RIVA erfolgt mit armierten Einzelknopfnähten. Klassischerweise werden diese unter dem RIVA gestochen (siehe Abb. 1). Dies kann zu einer Stenosierung des Koronargefäßes und zu einer Kompromittierung seiner septalen Äste führen. Alternativ können die Matratzennähte parallel zum RIVA und durch das ventrikuläre Septum gestochen werden (siehe Abb. 2). In jedem Fall sollte der RIVA mit einem Bougie sondiert und damit sichergestellt werden, dass keine Stenosierung des Gefäßes durch die Reparaturmaßnahme eingetreten ist. Falls das Kaliber des RIVA ausreichend ist, sollte die Anastomose besser distal der Lazerationsstelle oder darüber hinweg angelegt werden.

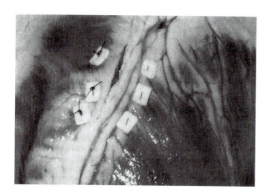

Abb. 1. Klassische Methode – Matratzennähte unter dem RIVA hindurch

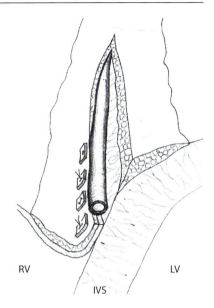

Abb. 2. Alternative Technik – Matratzennähte parallel zum RIVA durch das Septum

Weiterführende Tipps
→ Koronarläsion; → Muskelbrücke.

Literatur
Tovar EA, Borsari A, Landa DW et al (1997) Ventriculotomy repair during revascularization of intracavitary anterior descending coronary arteries. Ann Thorac Surg 64:1194–1196

Starrer Thorax

Ziel
Verringerung des zugangsbedingten Operationstraumas bei der lateralen Thorakotomie.

Problem

Das Thoraxskelett des alten Menschen ist oft sehr starr, wohingegen die Rippen selber infolge Osteoporose „weicher" und somit bei umschriebener Krafteinwirkung frakturgefährdeter sind. Darüber hinaus bedeutet eine sehr sparsame Thorakotomie aufgrund der vermehrten Rippensperrereinwirkung ein über das übliche Maß erhöhtes Weichteiltrauma. Somit resultieren – besonders beim alten Menschen bei Beteiligung mehrerer Rippen – vermehrte postoperative Brustwandinstabilitäten und Thorakotomieschmerzen sowie bei in der Regel altersbedingt reduzierter Durchblutung in Verbindung mit inadäquater Zugangsdimension vermehrte Weichteilinfektionen. Insgesamt erfährt die Thorakotomie-assoziierte Komorbidität eine erhebliche Erhöhung.

Lösung und Alternativen
Bei verschmälerten Zwischenrippenräumen (Ausnahme: metapneumonische Pleuraempyeme mit parietaler Pleuraschwartenbildung, hier führt die thorakotomienahe Schwartenablösung bereits zu einem ausreichend weiten Zugang) und starrem Thorax ist oft die weit dorsale Osteotomie einer der beiden die Thorakotomie begrenzenden Hinterrippen ausreichend, um Sperrerfrakturen zu vermeiden und einen ausreichend großen Zugang zu schaffen. Ergänzend sollte bei der posterolateralen Thorakotomie der M. erector trunci in Höhe des interkostalen Zugangs eingekerbt werden. So wird die Spannung auf die primär vom Rippenspreizer verschobenen Rippen deutlich gemindert. In Verbindung mit einem ausreichend dimensionierten Zugang wird gleichzeitig auch das sperrerbedingte Weichteiltrauma deutlich reduziert.

Weiterführende Tipps
→ Thorakotomie posterolateral; → Muskelschonung.

Literatur

Ashour M (1990) Modified muscle sparing posterolateral thoracotomy. Thorax 45:1935

Bethencourt DM, Holmes EC (1988) Muscle-sparing posterolateral thoracotomy. Ann Thorac Surg 45:337

Lemmer JH et al (1990) Limited lateral thoracotomy. Arch Surg 125:873

Meyer G, Schildberg FW (1991) Thorakotomie und Thoraxwandverschluß. In: Heberer G, Schildberg FW, Sunder-Plassmann L et al (Hrsg) Praxis der Chirurgie. Lunge und Mediastinum, 2. Aufl. Springer, Berlin Heidelberg New York, S 161–191

Ravitch MM, Steichen FM (1988) Atlas of General Thoracic Surgery. WB Saunders, Philadelphia, S 111–146

Sternumrefixation

Ziel
Refixation eines instabilen Sternums mit multiplen Frakturen.

Problem

Sehr adipöse Patienten und solche mit einem komplizierten Intensivverlauf weisen bedingt durch inadäquate Lagerungen oder Belastungen des knöchernen Thorax ein höheres Risiko für Sternuminsuffizienzen auf. Oftmals ist damit auch eine Sternumwundinfektion assoziiert. Wenn die Wunden gesäubert sind und Nekrosen abgetragen wurden, muss eine Sternumrefixation erfolgen, die wieder möglichst stabile Verhältnisse herstellen sollte.

Lösung und Alternativen

Liegt keine ausgeprägte Infektion vor, kann die Methode nach Robicsek durchgeführt werden. Bei dieser Technik wird parasternal links und rechts ein Sternumdraht um die Rippen geflochten, beginnend im 2. Interkostalraum. Hierdurch erhalten Sternumfrakturen bereits eine gewisse Stabilität. Nachfolgend werden 7–8 Einzeldrähte jenseits der parasternalen Drähte, an denen sie ein gutes Widerlager finden, gestochen.

Besteht eine ausgeprägte Infektion, die sich konservativ kaum bessern lässt und eine Spül-Saug-Drainage erforderlich macht, kann das Robicsek-Verfahren aufgrund der großen „Fremdkörpermenge" als problematisch angesehen werden. Will man die Menge an Sternumdraht reduzieren, kann man die Sternumlängsfrakturen durch (mehrere) kleine Drahtschlingen stabilisieren. Die Reapproximierung der Sternalhälften sollte aber ebenfalls durch einzelne Drahtschlingen erfolgen. Bei zerbrechlichen Verhältnissen können auch 6er Vicrylnähte verwendet werden, da diese nicht so leicht ausreißen bzw. durchschneiden.

In jedem Falle sollte die Pectoralismuskulatur mobilisiert und in der Mitte miteinander vernäht werden. Dies schafft nicht nur zusätzliche Stabilität, sondern deckt auch die Drähte im Sinne eines Infektionsschutzes ab.

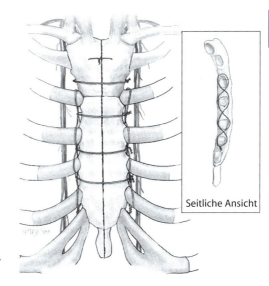

Abb. 1. Rekonstruktionsmethode nach Robiscek

Weiterführende Tipps
→ Wundinfektion sternal, Behandlung; → Wundinfektion sternal, Prävention; → Resternotomie.

Literatur
Robiscek F, Fokin A, Cook J et al (2000) Sternal instability after midline sternotomy. Thorac Cardiovasc Surg 48:1–8

Subclaviakanülierung bei Typ A-Dissektion

Ziel
Arterielle Kanülierung für die extrakorporale Zirkulation bei einer Typ A-Dissektion.

Problem

Bei einer akuten Aortendissektion mit Involvierung der A. ascendens (Stanford Typ A, DeBakey Typ I oder II) ist eine arterielle Kanülierung der A. ascendens riskant. Die häufig verwendete femorale Kanülierung birgt das Risiko einer intestinalen Malperfusion, selbst wenn das wahre Lumen sicher kanüliert wurde.

Lösung und Alternativen
Als Alternativen zur Femoralisperfusion werden heutzutage zwei Vorgehensweisen angesehen:
Am häufigsten erfolgt eine Kanülierung der A. subclavia. Ist der Truncus brachiocephalicus von der Dissektion verschont, kann bereits dort kanüliert werden. Meist ist dies jedoch nicht sicher, so dass es besser ist, die rechte A. subclavia zu verwenden, da dort so gut wie nie eine Dissektion besteht. Hierzu muss keine besondere präoperative Diagnostik erfolgen, abgesehen von einer Blutdruckmessung an beiden Armen. Ein weiterer großer Vorteil besteht darin, dass die arterielle Kanüle vor dem Eröffnen des Brustkorbs eingebracht werden kann, so dass bei einer Perforation der Aorta im Rahmen der Sternotomie unmittelbar die extrakorporale Zirkulation initiiert werden kann.
Zur Freilegung des Gefäßes wird eine infraclaviculäre Inzision angelegt, und der M. pectoralis major gespalten. Der M. pectoralis minor kann zumeist nach lateral abgedrängt werden, eine Ablösung vom Processus coracoideus ist nur selten erforderlich. Folgt man der V. brachiocephalica, gelangt man zur V. subclavia. Nach Retraktion der Vene findet sich in der Regel die Arterie, bei deren Freilegung darauf geachtet werden muss, dass man den Plexus brachialis nicht verletzt. Zur Kanülierung wird der Patient voll heparinisiert. Ist das Gefäß ausreichend groß, eignet sich eine längsovale Tabaksbeutelnaht, da diese eine Aufrechterhaltung der Armperfusion erlaubt und nach

der späteren Dekanülierung zu keiner wesentlichen Stenose führt. Ist das Gefäß eher klein, empfiehlt sich eine quere Arteriotomie mit distalem Abklemmen der Arterie. Will man die Durchblutung des Armes über die Arterie sicher und vollständig erhalten, muss eine Dacronprothese (8 mm) end-zu-seit anastomosiert und darüber die Kanüle eingebunden werden. Nach Dekanülierung wird die Prothese auf 1–2 cm gekürzt und übernäht.

Eine Alternative zur Subclaviakanülierung besteht darin, die A. ascendens mittels epiaortalem Ultraschall zu untersuchen, um eine Stelle zu finden, an der eine Kanülierung möglich ist. Zumeist verläuft die Dissektion an der Außenseite (Konvexität), während die Innenseite des Aortenbogens (Konkavität) nicht selten in einem für eine Kanülierung ausreichenden Bereich intakt oder nur wenig verändert ist.

Die venöse Kanülierung kann entweder konventionell über den rechten Vorhof oder über eine Femoralvene erfolgen.

Neben der Aortendissektion kann eine Kanülierung der A. subclavia auch bei einer ausgedehnten Arteriosklerose der Aorta bis hin zu einer Porzellanaorta durchgeführt werden – auch wenn hier zuerst eine Kanülierung des Truncus brachiocephalicus erfolgen kann. Letzterer ist relativ einfach und erfordert, abgesehen von einer geringen Verlängerung der Sternotomie nach kranial, keinen zusätzlichen Zugang.

Da die A. subclavia im Vergleich zur Femoralarterie eine wesentlich dünnere Gefäßwand aufweist, wird sie mit dünneren Nähten versorgt. Wird das Gefäß nach Dekanülierung signifikant stenosiert, kann sich eine Thrombose im rechten Arm und nachfolgend auch ein Kompartiment-Syndrom bilden, welches eine Fasziotomie erforderlich macht. In seltenen Fällen ist die A. subclavia hypoplastisch, so dass keine ausreichende Perfusion des Körpers über sie möglich ist.

Weiterführende Tipps

→ Kanülierung, femoral;   → Prothesenkanülierung.

Literatur

Minatoya K, Karck M, Szpakowski E et al (2003) Ascending aortic cannulation for Stanford type A acute aortic dissection: another option. J Thorac Cardiovasc Surg 125:952–953

Pasic M, Schubel J, Bauer M et al (2003) Cannulation of the right axillary artery for surgery of acute type A aortic dissection. Eur J Cardiothorac Surg 24:231–236

Di Eusanio M, Schepens MA, Morhuis WJ et al (2003) Brain protection using antegrade selective cerebral perfusion: a multicenter study. Ann Thorac Surg 76:1181–1189

Sabik JF, Lytle BW, McCarthy PM et al (1995) Axillary artery: an alternative site of arterial cannulation for patients with extensive aortic and peripheral vascular disease. J Thorac Cardiovasc Surg 109:885–890

Sinclair MC, Singer RL, Manley NJ et al (2003) Cannulation of the axillary artery for cardiopulmonary bypass: safeguards and pitfalls. Ann Thorac Surg 75:931–934

T-Graft

Ziel
Erleichterte End-zu-Seit-Anastomosierung an die LITA.

Problem

Im Rahmen arterieller Revaskularisationen werden vermehrt T-Grafts eingesetzt. Hierbei werden zwei Blutleiter über eine End-zu-Seit-Anastomose anastomosiert. Zumeist werden die rechte ITA, eine A. radialis oder eine A. gastroepiploica seitlich mit der LITA anastomosiert. Hierbei kann die End-zu-Seit-Anastomose an die LITA vorweg oder nach Komplettierung der distalen Anastomosen am schlagenden Herzen erfolgen. Bei zarten Gefäßverhältnissen kann die T-Graft-Erstellung technisch schwierig sein.

Lösung und Alternativen

Zur Erstellung eines T-Grafts vor Anlage der distalen Anastomosen kann das Anastomosengebiet auf einfache Weise gut exponiert und dabei gleichzeitig ruhiggestellt werden. Am distalen Ende der LITA und in Höhe der geplanten Anastomose werden im Pedikel Haltenähte

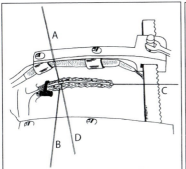 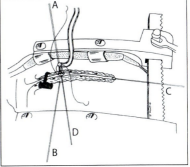

Abb. 1. Stabilisierung des LITA-Pedikels mit 3 Haltenähten (A, B, C) und Aufhalten der Arteriotomie mit einer 8-0-Naht (D)

z. B. mit 4-0 Prolene gesetzt, welche den LITA-Pedikel in Höhe des Hautniveaus anheben und leicht anspannen. Zusätzlich kann das Lumen der LITA nach Arteriotomie mit einer 8-0-Naht aufgespannt werden, wodurch traumatische Lazerationen durch das Aufhalten mit einer Pinzette reduziert oder gar vermieden werden können.

Die Technik eignet sich sowohl für die Off-pump-Chirurgie als auch für konventionelle Eingriffe unter Verwendung der extrakorporalen Zirkulation.

Weiterführende Tipps

→ Off-pump-Exposition des Herzens; → Off-pump-Stabilisierung; → Koronaranastomose, *No Touch*-Technik; → Koronaranastomose, Abflusskontrolle; → Koronare Luftembolie; → ITA-Schutz.

Literatur

Caralps JM (1999) Improved surgical field for composite arterial grafts. Ann Thorac Surg 68:1424–1425

Thorakotomie posterolateral, Muskelschonung

Ziel
Reduzierung des Gewebetraumas bei gleichbleibend guter Übersicht über den Operationssitus.

Problem

Die posterolaterale Thorakotomie ist konkurrenzlos hinsichtlich der Übersicht; sämtliche Regionen der Pleurahöhle werden gut exponiert. Leider beeinträchtigt das ausgedehnte Muskeltrauma in der klassischen Durchführung mit elektrokaustischer Durchtrennung nacheinander des M. latissimus dorsi und des M. serratus ant. erheblich die Stabilität des Brustkorbs, die Physiologie der Atmung und damit das Befinden des operierten Patienten und belastet die Wundheilung durch immense Reparationsvorgänge.

Lösung und Alternativen
Nach elektrokaustischer Durchtrennung des M. latissimus dorsi stellt sich darunter das muskelfreie Dreieck mit der Hinterkante des M. serratus ant. dar. Durch langstreckiges Absetzen des Fettgewebes vom Serratusmuskel gelingt in aller Regel eine so ausgedehnte Mobilisation des Muskels bis zu seinen Rippenansätzen, dass dieser ventralwärts gezogen und geschont werden kann.

Weiterführende Tipps
→ VATS, Zugangsoptimierung; → Pneumolyse, Strategie

Literatur
Ashour M (1990) Modified muscle sparing posterolateral thoracotomy. Thorax 45:1935
Bethencourt DM, Holmes EC (1988) Muscle-sparing posterolateral thoracotomy. Ann Thorac Surg 45:337
Lemmer JH et al (1990) Limited lateral thoracotomy. Arch Surg 125:873
Meyer G, Schildberg FW (1991) Thorakotomie und Thoraxwandverschluß. In: Heberer G, Schildberg FW, Sunder-Plassmann L et al (Hrsg) Praxis der Chirurgie. Lunge und Mediastinum, 2. Aufl. Springer, Berlin Heidelberg New York, S 161–191

Moghissi K (2003) Thoracic incisions – surgical access to thoracic operations. In: Moghissi K, Thorpe JAC, Ciulli F (2003) Moghissi's essentials of thoracic and cardiac surgery, 2nd ed. Elsevier, Amsterdam, pp 47–60

Ravitch MM, Steichen FM (1988) Atlas of General Thoracic Surgery. WB Saunders, Philadelphia, pp 111–146

Thorakotomie, Verschluss

Ziel
Effektive, rasche Methode zum stabilen Brustwandverschluss.

Problem

Die vielerorts geübte Technik der fortlaufend gestochenen Adaptationsnaht der Pleura parietalis vor Anbringen der Perikostalnähte mit anschließend lockerer Nahtadaptation der Interkostalmuskulatur erscheint aufwändig und zeitraubend. Zudem ist der Einsatz von im Körper verbleibendem Fremdmaterial erheblich.

Lösung und Alternativen
Unter Erfassung der dadurch evertierten Pleura parietalis werden die der Thorakotomie benachbarten Rippen durch 3 kräftige Perikostalnähte (z. B. Vicrylnähte Stärke 6) gestellt und so die knöcherne Brustwand stabilisiert. Resultat: minimierter zeitlicher Aufwand, hohe Stabilität, Adhäsionsminimierung durch gleichzeitige Repleuralisierung der Thorakotomiewunde, wenig verbleibendes (resorbierbares) Fremdmaterial.
Der Thorakotomieverschluss erfolgt regelhaft über einer oder situativ zwei interpleuralen Thoraxdrainagen.

Weiterführende Tipps
→ Thoraxdrainagengröße; → Starrer Thorax; → Eerland-Thoraxdrainage; → Thorakotomie posterolateral, Muskelschonung; → Thoraxdrainagenentfernung.

Literatur
Meyer G, Schildberg FW (1991) Thorakotomie und Thoraxwandverschluß. In: Heberer G, Schildberg FW, Sunder-Plassmann L et al (Hrsg) Praxis der Chirurgie. Lunge und Mediastinum, 2. Aufl. Springer, Berlin Heidelberg New York, S 161–191

Ravitch MM, Steichen FM (1988) Atlas of General Thoracic Surgery. WB Saunders, Philadelphia, pp 111–146

Thoraxdrainagenentfernung

Ziel

Einfaches, sicheres und kostensparendes Verfahren zur Entfernung einer Thoraxdrainage.

Problem

Die Entfernung einer angelegten Thoraxdrainage gestaltet sich in Abhängigkeit von der Art ihrer Fixierung unterschiedlich umständlich und aufwändig. Eine Nichtbeachtung der allgemeinen Regeln kann den postoperativen Verlauf wesentlich komplizieren.

Lösung und Alternativen

Bewährt hat sich folgendes Vorgehen: Nach Drainage-Einlage erfolgt zunächst eine fixierende Hautannaht. Mit dem langen, Nadel-armierten Fadenrest wird eine Tabaksbeutelnaht oberflächlich und in unmittelbarer Nähe des Drainagekanals U-förmig umgreifend vorgelegt und unter Schleifenbildung mit einem einzelnen „Schuhknoten" provisorisch fixiert.

Zur Entfernung der Thoraxdrainage (am besten unter Sog) muss jetzt lediglich der die Drainstelle abdeckende Wundverband entfernt, die Schleifenbildung der vorgelegten Tabaksbeutelnaht aufgelöst und die fixierende Hautannaht durchtrennt werden. Während der Patient in tiefster Inspiration auf Kommando die Luft anhält, kann nun, bei gleichzeitigem Abdecken der Drainstelle mit einer Sterilkompresse unter Zug an beiden Enden der Tabaksbeutelnaht mit der einen Hand, die Thoraxdrainage mit der anderen Hand in einem Zug rasch entfernt werden. Dem folgt unmittelbar der luftdichte Verschluss des Drainagekanals unter Zuzug und Verknoten der unter Spannung gehaltenen Tabaksbeutelnaht sowie abschließend ein Sterilverband. Dieser kann im Regelfall am folgenden Tag ersatzlos entfernt werden. Somit kann jederzeit eine rasche Wundsichtkontrolle erfolgen.

Wie beschrieben sollte die Drainage-Entfernung rasch und in einem Zug erfolgen, da im Moment, in dem das erste Auge der Drainage vor der Haut liegt, entsprechend dem Druckgradienten ein Aufheben des interpleuralen Unterdrucks und somit ein Einströmen von Luft in den

Thorax möglich ist. Es ist empfehlenswert, die Drainage vor ihrer Entfernung, z. B. für 3 h, abzuklemmen und durch eine anschließende Röntgenkontrolle einen Pneumothorax auszuschließen.
Selbstverständlich sollte eine Luftfistel nicht mehr erkennbar sein und die zum Zeitpunkt der geplanten Drainentfernung gemessene 24-Stunden-Sekretfördermenge 100–200 ml nicht übersteigen. (Der Drain als einliegender Fremdkörper provoziert per se mit serösen Sekretmengen von 100 ml und mehr pro Tag eine sterile Pleuritis.)
Eine persistierende Fistelung erfordert die regelmäßige Überprüfung des ableitenden Systems auf Dichtigkeit sowie den klinisch-radiologischen Ausschluss einer Drainagefehllage mit extrapleuraler Position der ersten Drainöffnung.

Weiterführende Tipps
→ Thoraxdrainagengröße; → Eerland-Thoraxdrainage.

Literatur
Bieselt R (1997) Chirurgische Eingriffe bei Pleuraerkrankungen. In: Rühle KH (Hrsg) Pleura-Erkrankungen. Kohlhammer, Stuttgart Berlin Köln, S 181–185

Denck H (1989) Chirurgische Behandlung pleuraler Veränderungen. In: Gschnitzer F (Hrsg) Chirurgie des Thorax. Breitner Chirurgische Operationslehre Bd II, 2. Aufl, Urban & Schwarzenberg, München Wien Baltimore, S 133–142

Glinz W, Gschnitzer F (1989) Eingriffe bei Verletzungen im Thoraxbereich. Entfernung der Thoraxdrainage. In: Gschnitzer F (Hrsg) Chirurgie des Thorax. Breitner Chirurgische Operationslehre Bd II, 2. Aufl. Urban & Schwarzenberg, München Wien Baltimore, S 198

Meyer G, Schildberg FW (1991) Thorakotomie und Thoraxwandverschluß. Thoraxdrainagen. In: Heberer G, Schildberg FW, Sunder-Plassmann L et al (Hrsg) Praxis der Chirurgie. Lunge und Mediastinum, 2. Aufl. Springer, Berlin Heidelberg New York, S 191–195

Nohl-Oser HC, Salzer GM (1985) Lungenchirurgie. Thieme, Stuttgart New York

Thoraxdrainagengröße

Ziel
Suffiziente Drainage von Luft oder Flüssigkeit aus der Pleurahöhle.

Problem

Neben einer inadäquaten Platzierung stellt auch die Wahl einer falschen Drainage eine häufige Ursache für eine trotz korrekter Indikation gescheiterte konservative Therapie von Hämato-/Pneumothorax oder Pleuraempyem dar.

Lösung und Alternativen
Wenn die Indikation zur Liquidierung eines Pneumothorax oder zur Evakuation eines Hämatothorax bzw. Pleuraempyems gestellt wird, ist für den Erfolg entscheidend:
1. der richtige Zeitpunkt (zu spät → besserer Effekt: Dekortikation)
2. die richtige Technik (siehe Platzierung und angewandte Technik → Thorakozentese oder Minithorakotomie, digitale Kontrolle)
3. die richtige Drainagenwahl (siehe Material, Kaliber).

Pneumothorax
Zur notfallmäßigen Entlastung eines Spannungspneumothorax ist jede greifbare Drainage richtig, angefangen mit einer Kanüle mit Tiegelventil. Zur definitiven Versorgung einer Erstmanifestation oder zur Versorgung eines Rezidivpneumothorax bei inoperablem Patienten sollte man im Bestreben, maximale Adhäsionen zur Rezidivprophylaxe zu erreichen, eine möglichst großkalibrige Pleuradrainage einlegen, da der Grad der pleuralen Reizung mit der Kalibergröße des Fremdkörpers steigt. Beim Erwachsenen benutzen wir 28–36 Charr-Silikondrainagen, bei Kindern kann das Kaliber an die Weite des Interkostalraumes angepasst werden.

Hämatothorax, Pleuraempyem
Da Blut und Eiter unabhängig vom Patientenalter immer die gleiche „Dicke" und Fließeigenschaften haben, sollte grundsätzlich das größt-

Tabelle 1. Anatomische Eckpunkte für die korrekte Einlage einer Thoraxdrainage

Pneumothorax:	Ipsilaterale Medioclavikularlinie (parasternale Vasa thoracica interna) im 2. oder 3. ICR Alternative: falls ipsilaterale Clavikula-Osteosynthese geplant oder verschmutzte Wunde → vordere Axillarlinie im 5. ICR, dann aber digital gestütztes Vorschieben der Drainage nach ventral und (!) kranial
Hämato-, Sero-, Chylo- oder Infusothorax:	In der vorderen/mittleren Axillarlinie (Patientenkomfort) basale Einlage im 5. oder 6. ICR, nicht tiefer als die Intermamillärlinie (cave: Verletzung der Oberbauchorgane) Platzierung digital gestützt dorsobasal; sonographisch gestützt als Zieldrainage (meist dorsobasaler Befund)
Pleuraempyem:	Dorsale Drainagen problematisch wegen Abknickung in Rückenlage, ggf. seitlicher Zugang mit digitaler Verklebungslösung

mögliche Kaliber gewählt werden. Wegen der verringerten Kohäsivität bieten sich hier großkalibrige Silikondrainagen an; wir verwenden hier 28–36 Charr-Drainagen. Bei kleineren Kindern ist wegen der Inkongruenz von Zwischenrippenraum und Drainagekaliber eine subperiostale Rippenresektion auf einer Länge von 2 cm zu erwägen.

Diese empfiehlt sich auch gelegentlich für die gezielte Drainage des chronischen Pleuraempyems.

Grundsätzlich erfordert die Drainageeinlage via Trokar aufgrund des erhöhten Verletzungspotenzials mehr Erfahrung und eine ruhige Hand.

Weiterführende Tipps

→ Thoraxdrainagenentfernung; → Starrer Thorax; → Eerland-Thoraxdrainage.

Literatur

Besson A, Saegesser F (1984) Drainage thoracique continu et aspiratif. Schweiz Med Wschr 114:779

Bieselt R (1997) Thoraxsaugdrainage. Chirurgische Eingriffe bei Pleuraerkrankungen. In: Rühle KH (Hrsg) Pleuraerkrankungen. Kohlhammer, Stuttgart Berlin Köln, S 181–182

Bricker D, Mattox KL (1979) About chest tubes. Curr Concepts Trauma Care 2:16

Glinz W (1989) Thoraxdrainagen. Eingriffe bei Verletzungen der Thoraxwand, Lunge, Bronchien, Trachea und des Zwerchfells. In: Gschnitzer F (Hrsg) Chirurgie des Thorax. Breitner Chirurgische Operationslehre Bd II, 2. Aufl. Urban & Schwarzenberg, München Wien Baltimore, S 185–198

Glinz W (1979) Thoraxverletzungen: Diagnose, Beurteilung und Management, 2. Aufl. Springer, Berlin Heidelberg New York

Thoraxfenster

Ziel

Komplikationsarme Ultima ratio-Therapie bei Bronchusstumpfinsuffizienz und infizierter Resthöhle.

Problem

Dieses nur in Ausnahmefällen indizierte operative Vorgehen lässt sich normalerweise komplikationsarm durchführen, jedoch können im postoperativen Verlauf verschiedenste Probleme (Thoraxfensterrandnekrosen, unzureichende Drainage der infizierten Thoraxhöhle, Thoraxfensterschrumpfung) auftreten.

Lösung und Alternativen

Die Indikation zur Anlage eines Thoraxfensters wird bei Patienten gestellt, bei denen eine kurative Maßnahme zur Therapie einer Bronchusstumpfinsuffizienz oder einer infizierten Resthöhle nicht möglich, aber eine symptomatische, definitive Versorgung notwendig ist, um das Patientenüberleben zu sichern.

Die Thoraxfensteranlage sollte aus physikalischen Erwägungen immer am tiefsten Punkt der Pleurahöhle dorsolateral erfolgen. Sekrete, ebenso Spüllösungen, sollten der Schwerkraft folgend ohne Verhalt ablaufen können. Durch narbige Veränderungen und Schrumpfungen mit Verdickung der Pleura parietalis auf über 5 cm verschmälern sich die Zwischenrippenräume, während die Interkostalmuskulatur atrophiert. Das Thoraxfenster sollte also aufgrund der ausgeprägten Schrumpfungstendenz ausreichend groß angelegt werden, um möglichst lange einen komfortablen Zugang zur instrumentellen Säuberung und Tamponade sämtlicher Abschnitte der Pleurahöhle zur Verfügung zu stellen. Daher sollten zwei, höchstens aber drei Rippen auf einer Länge von 8–10 cm reseziert werden.

Zunächst sollte lediglich ein schmaler wetzsteinförmiger Hautstreifen exzidiert werden, um zur Bildung eines pleurokutanen Wundschlauches ausreichend Hautgewebe zur spannungsfreien Adaptation an der schwartig verdickten Pleura parietalis zur Verfügung zu haben. Dieses Vorgehen beugt nicht nur Randnekrosen und einer vom Thorakosto-

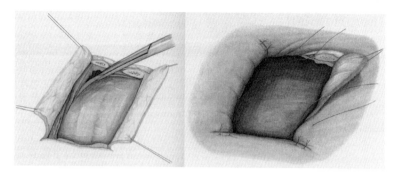

Abb. 1. Thoraxfenster – nach Rippenresektion Adaptation der Haut mit der schwartig verdickten Pleura

ma ausgehenden Brustwandphlegmone vor, sondern deckt auch die berührungsempfindlichen Rippenstümpfe zuverlässig ab und verringert so die Schmerzempfindlichkeit im Rahmen postoperativer Säuberungsmaßnahmen intrathorakal.

Dient das Thoraxfenster der Empyembehandlung ohne zugrunde liegende Bronchusstumpfinsuffizienz, ist als Alternative die Einlage einer großkalibrigen Thoraxdrainage zur längerfristigen (ambulanten) Saug-Spül-Behandlung denkbar.

Grundsätzlich gilt beim Thorakostoma wie auch bei der (oft zugrunde liegenden) Rest- oder Pneumektomiehöhlensituation, dass die Tendenz zur skoliotischen Rumpfverkrümmung bis hin zur völligen Aufhebung der Exkursionsfähigkeit des Brustkorbs auf der operierten Seite ein Gegensteuern mittels intensiver krankengymnastischer Therapie erforderlich macht. Zu beachten ist auch, dass bei einer extremen Mediastinalverlagerung zur operierten Seite infolge einer Überblähung der gegenseitigen Lunge ein therapiepflichtiges chronisches Cor pulmonale entstehen kann.

Weiterführende Tipps
→ Bronchusstumpfinsuffizienz, Therapieoptionen.

Literatur
Jüngst G (1974) Die Thoraxfensterung und offene Behandlung des chronischen Pleuraempyems als Therapiemöglichkeit sonst nicht mehr operabler Kranker. Thoraxchirurgie 22:409–414

Rau HG, Wiedemann K, Vogt-Moykopf I (1991) Postoperative Komplikationen thoraxchirurgischer Eingriffe. In: Heberer G, Schildberg FW, Sunder-Plassmann L et al (Hrsg) Praxis der Chirurgie. Lunge und Mediastinum, 2. Aufl. Springer, Berlin Heidelberg New York, S 588–623

Smolle-Jüttner F, Beuster W, Pinter H et al (1999) Open window thoracostomy in pleural empyema. Eur J Cardiothorac Surg 38:355–358

Vasospasmus

Ziel
Prophylaxe und Therapie von Spasmen arterieller Blutleiter.

Problem
Bei der Präparation arterieller Blutleiter können Gefäßspasmen auftreten, die den Fluss im Bypassgefäß reduzieren und sogar ein *no-flow*-Phänomen provozieren können. Während Spasmen bei der Präparation zum Verwerfen des Bypassmaterials führen können, drohen nach Fertigstellung der Anastomosen vital bedrohliche Myokardischämien.

Lösung und Alternativen
Untersuchungen hinsichtlich des erreichten Flusses nach Präparation der linken A. thoracica interna (LITA) zeigten, dass es sinnvoll ist, die LITA nach Präparation abzusetzen und distal zu okkludieren. Die Pulsation im abgesetzten Bypassgefäß scheint eine Vasodilatation zu fördern.
Als sehr vorteilhaft hat sich die zusätzliche Behandlung mit Vasodilatatoren erwiesen. Häufig eingesetzt werden Papaverin, Nitroprussid-Natrium, Calciumantagonisten und Phosphodiesterasehemmer. Sie können intravasal injiziert oder topisch, z.B. über eine Kompresse, appliziert werden.
Unterschiede ergeben sich bei einer Skelettierung im Vergleich zur Pedikelpräparation. Während die Skelettierung das „gefesselte" Gefäß befreit und daher eine stärkere Vasodilatation zur Folge hat, erlaubt die Präparation eines Pedikels eine paravasale Injektion von Vasodilatantien, welche einen Depoteffekt haben.

Weiterführende Tipps
→ ITA-Skelettierung; → Koronaranastomose, Abflusskontrolle; → Koronaranastomose, *No touch*-Technik; → T-Graft.

VATS, Zugangsoptimierung

Ziel
Einfacher, atraumatischer Zugang für den Kameratrokar.

Problem

Der erste Trokarzugang erfolgt über Minithorakozentese „blind" und birgt daher insbesondere bei erheblichen Adhäsionen Verletzungs- und Blutungsrisiken. Alle weiteren Zugänge können bei eingeführter Optik unter Sicht sicher ausgeführt werden.

Lösung und Alternativen

Der erste Trokar, über den die Kamera eingeführt wird, kann im Regelfall dorsal im Bereich des „muskelfreien Dreiecks" infrascapulär platziert werden. Hierzu erfolgt eine 3–4 cm lange Hautinzision, die mit Scherenspreizschlägen auf den nächst gelegenen Interkostalraum vertieft wird. Die Spaltung der Pleura parietalis erfolgt dann mit der Fingerspitze. Diese Positionierung bietet sich daher an, da lediglich der M. latissimus dorsi im Faserverlauf perforiert werden muss, während die Serratusmuskulatur vollständig geschont werden kann, da der Trokarkanal dorsal der Hinterkante des M. serratus ant. durch eine gefäßarme Fettschicht verläuft. Die Positionierung sollte 1–2 Querfinger unterhalb des unteren Scapulapols erfolgen, um im Bedarfsfall zum „Umstieg" eine Schnitterweiterung i. S. einer korrekten posterolateralen Thorakotomie durchführen zu können.

Die weiteren Zugänge werden dann unter Sicht im laterobasalen Rezessus – zum Eingriffsende als Eintrittspforte für die obligate Thoraxdrainage verwendbar – und in Abhängigkeit von der Eingriffstaktik ventral des M. latissimus dorsi möglichst parallel in der Sagittalebene ausgeführt, um ein koordiniertes bimanuelles Arbeiten zu erleichtern. Grundsätzlich sollten nur biegsame Kunststofftrokare Verwendung finden, die im Vergleich zu starren (Metall-)Trokaren die postoperativen Wundschmerzen deutlich reduzieren. Dem gleichen Ziel dient das passagere Zurückziehen der Trokare aus der Brustwand, nachdem die Instrumente in den Thorax eingebracht wurden.

Bei ausgeprägten Verwachsungen stellt eine laterale Minithorakotomie eine Alternative zu zeitlich ausgedehnten minimal-invasiven Eingriffen mit unkalkulierbarem Umstiegsrisiko dar.

Weiterführende Tipps

→ Thorakotomie posterolateral, Muskelschonung; → Mediastinotomie, anterior.

Literatur

Bieselt R (1997) Videoassistierte Thoraxchirurgie. In: Rühle KH (Hrsg) Pleuraerkrankungen. Kohlhammer, Stuttgart Berlin Köln, S 175–180

Inderbitzi R, Pier A (1995) Video-thorakoskopische Chirurgie. In: Kremer K, Lierse W, Platzer W et al (Hrsg) Minimal-invasive Chirurgie. Chirurgische Operationslehre Bd 7, Teil 2. Thieme, Stuttgart New York, S 326–348

Nahkosteen JA, Inderbitzi R (1994) Atlas und Lehrbuch der thorakalen Endoskopie, 3. Aufl. Springer, Berlin Heidelberg New York

Venenentnahme, minimal-invasiv

Ziel
Kosmetisch vorteilhafte Entnahme der V. saphena magna.

Problem

Bei der konventionellen Entnahme der V. saphena magna erfolgt eine lange Inzision vom Innenknöchel bis über das Kniegelenk, ggf. bis zur Leistenbeuge. Dies ist nicht nur kosmetisch nachteilig, sondern kann bei adipösen Patienten und solchen mit einer kompromittierten Perfusion der Extremität zu erheblichen Wundheilungsproblemen führen.

Lösung und Alternativen
Eine minimal-invasive Venenentnahme reduziert durch das geringere Trauma das Risiko einer Wundheilungsstörung und ist auch kosmetisch besser. Allerdings sind die seitens der Industrie angebotenen Instrumente für die minimal-invasive Venenentnahme sehr teuer, in der Regel zu teuer.

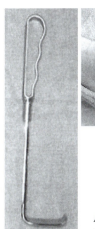
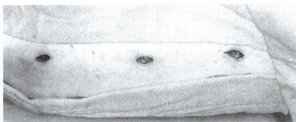

Abb. 1. Minimal-invasive Venenentnahme mit Hilfe eines Richardson-Hakens

Man kann sich jedoch auch mit herkömmlichen Instrumenten behelfen. Mit Hilfe eines Richardson-Hakens oder eines Langenbeck-Hakens lässt sich die Vene über mehrere kleine (2–4 cm) Inzisionen im Abstand von etwa 10 cm getunnelt präparieren. Die Seitenäste können unter Sicht direkt geclippt werden. Alternativ können die Seitenäste auch primär durchtrennt und erst nach Entnahme der Vene mit Clips versorgt werden.

Weiterführende Tipps

→ Koronaranastomose, *No touch*-Technik; → Koronaranastomose, Abflusskontrolle; → ITA-Skelettierung.

Literatur

Slaughter MS, Gerchar DC, Pappas PS (1998) Modified minimally invasive technique for greater saphenous vein harvesting. Ann Thorac Surg 65:571–572

Vorhofflattern/-flimmern

Ziel
Erkennen und Therapie von Vorhofflattern und Vorhofflimmern.

Problem

Etwa 30% aller Patienten entwickeln postoperativ eine tachykarde Rhythmusstörung. Während Vorhofflattern überstimuliert werden kann, erfordert Vorhofflimmern entweder eine elektrische Kardioversion oder eine medikamentöse Therapie, welche eine Rerhythmisierung fördert.

Lösung und Alternativen

Eine Differenzierung tachykarder Rhythmusstörungen nach herzchirurgischen Eingriffen ist am einfachsten über passagere Vorhofschrittmacherkabel möglich. Verbindet man das Vorhofschrittmacherkabel mit dem EKG-Kabel, lassen sich im aufgezeichneten EKG Vorhofaktionen gut erkennen.

Zeigt sich ein Vorhofflattern mit einer 2:1- oder 3:1-Überleitung, kann diese mit einem externen Schrittmacher in der Regel durch Überstimulation terminiert werden. Allerdings muss das Schrittmacheraggregat die Applikation hoher Frequenzen erlauben.

Liegt Vorhofflimmern vor, muss entschieden werden, ob eine elektrische Konversion durchgeführt werden soll. Hierzu muss der Patient in eine Kurznarkose, z.B. mittels Hypnomidate, versetzt werden.

Eine rein medikamentöse Therapie kann auf verschiedene Art erfolgen. Zu den traditionellen Medikamenten zählen insbesondere Digitalis und Verapamil, deren Wirksamkeit teilweise angezweifelt wird. Alternativ kann Amiodarone verwandt werden, welches den Vorteil besitzt, nicht negativ inotrop zu wirken.

Weiterführende Tipps

→ Herzschrittmacherdrähte; → Biventrikuläre Stimulation, postoperativ.

Vorhofmyxom, biatrialer Zugang

Ziel
Exzision eines linksatrialen Vorhofmyxoms.

Problem
Vorhofmyxome sind seltene, gutartige Tumoren und entspringen zumeist linksatrial am interatrialen Septum. Eine vollständige, d.h. kurative Resektion erfordert eine Exzision des Myxomstiels am Septum.

Lösung und Alternativen
Myxome lassen sich am besten über einen biatrialen Zugang entfernen. Im kardioplegischen Herzstillstand wird zunächst der linke Vorhof dorsal der interatrialen Grube eröffnet und der Tumor identifiziert. Bei eingeschränkter Sicht kann eine vorsichtige digitale Palpa-

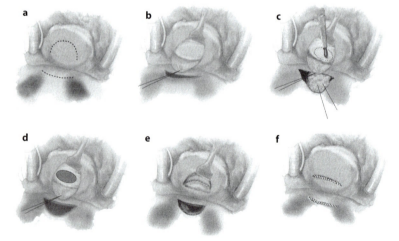

Abb. 1. Biatrialer Zugang mit Verschluss des resezierten Vorhofseptums ohne Fremdmaterial

tion erfolgen. Ist der Tumor loco typico am Septum haftend, erfolgt eine bogenförmige Inzision in der Mitte des rechten Vorhofs. Findet sich rechtsatrial kein Tumor, kann das Septum großzügig transseptal von rechts eröffnet und die Basis des Tumors reseziert werden. Anschließend lässt sich der Tumor einfach über den linksatrialen Zugang bergen. Der Septumdefekt kann mit einem Perikardflicken oder alternativ mit der bogenförmig inzidierten rechtsatrialen Wand gedeckt werden (Abb. 1 a–f).

Weiterführende Tipps
→ Mitralklappenzugang.

Literatur
Massetti M, Babatasi G, Le Page O et al (1998) Modified biatrial approach for the extensive resection of left atrial myxomas. Ann Thorac Surg 66:275–276

Wundinfektion sternal, Behandlung

Ziel
Versorgung einer sternalen Wundinfektion.

Problem

Wundheilungsstörungen nach einem Sternotomiezugang können oberflächlich oder tief sein. Oberflächliche Wundheilungsstörungen betreffen Cutis und Subcutis, tiefe sternale Wundinfektionen reichen häufig bis auf die Sternaldrähte und sind nicht selten mit einer sternalen Dehiszenz assoziiert. Die exakte Ausdehnung des Infekts, insbesondere auch der Befall des Sternums ist visuell (makroskopisch) nicht sicher abschätzbar, so dass die Rezidivgefahr trotz breiter Antibiose hoch ist.

Lösung und Alternativen
Oberflächliche Wundheilungsstörungen kann man ausschneiden und primär verschließen. Alternativ können sie gesäubert und einer offenen Wundversorgung zugeführt werden.
Für die Versorgung tiefer sternaler Wundheilungsstörungen gibt es vonseiten des Chirurgen mehrere Möglichkeiten:
1. Unmittelbare Revision: Bei einer primären chirurgischen Revision werden die infizierten Wundränder ausgeschnitten und die Nekrosen und Infektionsareale abgetragen. Ist das Sternum dehiszent, werden die (ausgebrochenen) Drähte entfernt und die Sternalränder angefrischt. Dies kann mit einem scharfen Löffel oder einer oszillierenden Säge erfolgen. Anschließend wird das Sternum reverdrahtet. Zur Weichteildeckung werden die Ränder der Pectoralismuskulatur mobilisiert und unter Einlage einer Redondrainage in der Mitte vereinigt. Nach einer Subcutannaht folgt eine Hautnaht mit Einzelknopfnähten.
2. Verzögerte Versorgung: Bei einer verzögerten Versorgung strebt man vor der operativen Revision eine Säuberung der Wundverhältnisse an. Die verschmutzte Wunde wird offen gelassen, d. h. nur mit sterilen Kompressen bedeckt, und mehrmals täglich gesäubert. Die operative Sanierung erfolgt erst, wenn keine oder nur noch

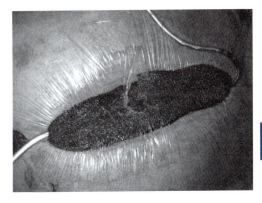

Abb. 1. Vakuum-assistiertes System zur Wundreinigung und Granulationsförderung

wenige Wundbeläge sichtbar sind und die Granulierung begonnen hat. Die Sternumdrähte können belassen oder auch entfernt werden. Als sehr vorteilhaft hat sich in jüngster Zeit die Verwendung sog. Vakuumsysteme gezeigt.
3. Omentumplastik: Bei einer Omentumplastik wird die Peritonealhöhle eröffnet und das Omentum majus von der großen Kurvatur des Magens abpräpariert. Nachfolgend wird das Omentum nach kranial vor und/oder hinter dem Sternum in die Wunde gelegt und diese verschlossen.

Weiterführende Tipps

→ Sternumrefixation; → Wundinfektion sternal, Prävention.

Literatur

Fleck TM, Fleck M, Moidl R et al (2002) The vacuum-assisted closure system for the treatment of deep sternal wound infections after cardiac surgery. Ann Thorac Surg 74:1596–1600

Wundinfektion sternal, Prävention

Ziel

Prävention einer sternalen Wundinfektion.

Problem

Adipöse Patienten weisen ein höheres Risiko einer sternalen Wundheilungsstörung auf. Neben der Durchblutungssituation (z. B. IMA-Präparation, Diabetes mellitus) spielen vor allem mechanische Faktoren im Sinne einer vermehrten Zugbelastung der Wunde eine wesentliche Rolle dabei. Besonders Frauen mit großen Mammae neigen zu ausgeprägten Wunddehiszenzen, da die Mammae eine erhebliche Traktion auf die Wunde auslösen.

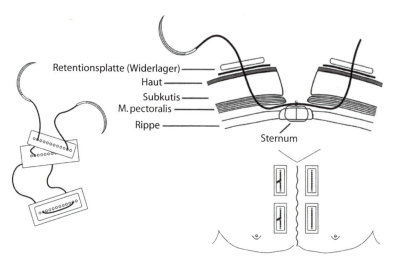

Abb. 1. Retentionsnaht (links), Nahtführung (rechts oben) und abschließende Wundsituation (rechts unten)

Lösung und Alternativen

Der Zug an den Wundrändern kann durch Retentionsnähte („Platzbauchnähte") gemindert werden. Kommerziell sind diese mit Polyethylen- und Gummiplatten in einer Größe von 3×6 cm als Widerlager erhältlich (Fa. Ethicon, Norderstedt). Die Naht weist die Stärke 7 auf und ist an beiden Seiten mit einer großen halbrunden Nadel versehen. Die Nähte werden durch den gesamten Weichteilmantel gestochen, wobei der Druck auf den Platten nicht so groß sein sollte, dass an der Haut Drucknekrosen entstehen. Kleine Hauterosionen sind jedoch nicht zu vermeiden, sie heilen innerhalb weniger Tage ab.

Weiterführende Tipps
→ Wundinfektion sternal, Behandlung.

Literatur
Lamm P, Gödje OL, Lange T et al (1999) Reduction of wound healing problems after median sternotomy by use of retention sutures. Ann Thorac Surg 66:2125–2126

Zerebralperfusion

Ziel
Minderung des neurologischen Risikos bei Eingriffen am Aortenbogen.

Problem

Eingriffe am Aortenbogen erfolgen klassischerweise im hypothermen Kreislaufstillstand. Bei Abkühlung der Patienten auf unter 20 °C ist eine Kreislaufstillstandszeit von etwa 45 min möglich. Auch innerhalb dieses Zeitfensters, und erst Recht danach, sind die Patienten von neurologischen Komplikationen bedroht. Am häufigsten sind Gedächtnisstörungen durch eine Schädigung der Hypocampusformation und Halbseitensymptomatiken, am gefährlichsten sind Stammhirnläsionen. Die neurologischen Komplikationen können ischämisch bedingt oder Folge von Luftembolien sein.

Lösung und Alternativen
Eine Senkung der neurologischen Komplikationen wird durch eine antegrade oder retrograde Zerebralperfusion erreicht.

Antegrade Perfusion
Der Vorteil der antegraden Perfusion ist klinisch evident. Sie kann intermittierend oder kontinuierlich erfolgen. Die eigene Erfahrung hat gezeigt, dass eine unilaterale Perfusion der rechten A. carotis communis ausreichend ist, da über den Circulus vilisi auch die linke Seite versorgt wird. Ist der Eingriff geplant, kann man anstelle der A. ascendens den Truncus brachiocephalicus kanülieren. Mit Induktion des Kreislaufstillstands wird der Abgang des Truncus brachiocephalicus okkludiert (z. B. abgeklemmt), so dass die arterielle Kanüle die rechte A. carotis communis und die A. subclavia kontinuierlich perfundiert. Besonders vorteilhaft ist eine Kanüle mit einer kurzen Spitze, die sowohl nach kranial als auch nach kaudal perfundieren kann. Andernfalls muss die Aortenkanüle gedreht werden. Liegt in der rechten Radialarterie ein Zugang, kann darüber der zerebrale Perfusionsdruck gesteuert werden. Beispielsweise kann man den Perfusionsdruck un-

abhängig vom Fluss bei 40 mmHg konstant halten. Wurde die Aorta in üblicher Weise kanüliert, kann am eröffneten Aortenbogen ein Ballonkatheter (z. B. ein Koronarsinuskatheter) unter Sicht in den Abgang des Truncus brachiocephalicus eingebracht werden. Dies erlaubt nur eine intermittierende Zerebralperfusion, allerdings kann auch ein zweiter Ballonkatheter in die linke A. carotis platziert werden. Eine direkte Kanülierung der Carotiden wurde zwar mehrfach publiziert, hat aber keine breite Akzeptanz gefunden.

Retrograde Perfusion
Die retrograde Perfusion hat den theoretischen Vorteil einer guten Entlüftung und des Herausspülens von Debris. Hierbei nutzt man die venöse Kanüle in der oberen Hohlvene, über die man die Perfusion durchführt, die Kanüle der unteren Hohlvene wird abgeklemmt. Den Perfusionsdruck wählt man auf etwa 25–35 mmHg, die Perfusattemperatur liegt zumeist hypotherm bei 8–14°C. Der Nutzen einer solchen retrograden Perfusion ist aber sehr umstritten, da der Abfluss des Perfusats nicht kontrollierbar ist – ins Aortenlumen gelangen weniger als 5% zurück. Klinische Studien zeigten zudem vermehrt Hirnödeme; darüber hinaus konnten die Apoplexrate und das verspätete Aufwachen nicht zufriedenstellend gesenkt werden.

Weiterführende Tipps
→ Subclaviakanülierung bei Typ A-Dissektion; → Aorta ascendens-Ersatz.

Literatur
Hagl C, Khaladj N, Karck M et al (2003) Hypothermic circulatory arrest during ascending and aortic arch surgery: the theoretical impact of different cerebral perfusion techniques and other methods of cerebral protection. Eur J Cardiothorac Surg 24:371–378

Ergin MA, Galla JD, Lansman L et al (1994) Hypothermic circulatory arrest in operations on the thoracic aorta. Determinants of operative mortality and neurologic outcome. J Thorac Cardiovasc Surg 107:788–799

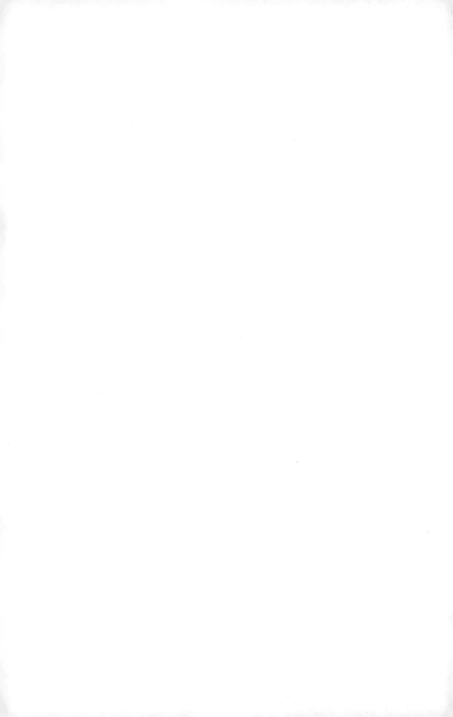

Bildnachweis

Tipp	Abb. Nr.	Quelle
Alfieri-Plastik, transaortal	1	Källner G, van der Linden J, Hadjinikolaou L et al (2001) Transaortic approach for the Alfieri stitch. Ann Thorac Surg 71:378–380, mit freundlicher Genehmigung der Society of Thoracic Surgeons
Allen-Test	1	Reyes AT, Frame R, Brodman RF (1995) Technique of harvesting the radial artery as a coronary artery bypass graft. Ann Thorac Surg 59:118–126, mit freundlicher Genehmigung der Society of Thoracic Surgeons
	2	Fox AD, Whitely MS, Phillips-Hughes J, Roake J (1999) Acute upper limb ischemia: a complication of coronary artery bypass grafting. Ann Thorac Surg 67:535–537 (Nach Publikation zurückgezogen), mit freundlicher Genehmigung der Society of Thoracic Surgeons
Aorta ascendens-Ersatz	1	Rignano A, Keller GC, Carmo M et al (2003) A new approach for proximal anastomosis in type „A" acute aortic dissection: prosthesis eversion. Ann Thorac Surg 76:949–951, mit freundlicher Genehmigung der Society of Thoracic Surgeons
Aortale Anuloplastik	1	Underwood MJ, El Khoury G, Derouck D et al (2000) The aortic root: structure, function, and surgical reconstruction. Heart 83:376–380, mit freundlicher Genehmigung der BMJ Publishing Group
	2	David TE (1997) Aortic root aneurysms: remodeling or composite replacement? Ann Thorac Surg 64:1564–1568, mit freundlicher Genehmigung der Society of Thoracic Surgeons
	3	Albes JM, Wahlers T (2003) Valve-sparing root reduction plasty in aortic aneurysm: the „Jena" technique. Ann Thorac Surg 75:1031–1033, mit freundlicher Genehmigung der Society of Thoracic Surgeons
	4	Schmid C (2002) Erwachsenenherzchirurgie. Steinkopff, Darmstadt

Tipp	Abb. Nr.	Quelle
Aortaler Homograft, Größenmatch	1, 2, 3	Northrup III WF, Kshettry VR (1998) Implantation technique of aortic homograft root: emphasis on matching the host root to the graft. Ann Thorac Surg 66:280–284, mit freundlicher Genehmigung der Society of Thoracic Surgeons
Aortenbogenrekonstruktion, lokal	1	Park KH, Sung K, Kim K et al (2003) Ascending aorta replacement and local repair of tear site in type A aortic dissection with arch tear. Ann Thorac Surg 75:1785–1790; discussion 1790-1, mit freundlicher Genehmigung der Society of Thoracic Surgeons
Aortenerweiterungsplastik	1	Schmid C (2002) Erwachsenenherzchirurgie. Steinkopff, Darmstadt
Aortenklappenorientierung	1	Laas J, Kleine P, Hasenkam MJ et al (1999) Orientation of tilting disc and bileaflet aortic valve substitutes for optimal hemodynamics. Ann Thorac Surg 68:1096–1099, mit freundlicher Genehmigung der Society of Thoracic Surgeons
Aortenplastik bei Stentless-Prothese	1	Siebenmann RP (1997) Implantation of the Toronto SPV stentless porcine biopro-thesis in dilated ascending aorta. Ann Thorac Surg 64:1197–1200, mit freundlicher Genehmigung der Society of Thoracic Surgeons
Aortenwurzelersatz mit Bioprothese	1	Michielon G, Salvador L, Da Col U et al (2001) Modified Button-Bentall operation for aortic root replacement: the miniskirt technique. Ann Thorac Surg 72:1059–1064, mit freundlicher Genehmigung der Society of Thoracic Surgeons
Bronchusstumpf-deckung	1	Heberer G, Schildberg FW, Sunder-Plassmann L et al (1991) Praxis der Chirurgie. Lunge und Mediastinum, 2. Aufl. Springer, Berlin Heidelberg New York, S 209
Chordaersatz	1	Sarsam MAI (2002) Simplified technique for determining the length of artificial chordae in mitral valve repair. Ann Thorac Surg 73:1659–1660, mit freundlicher Genehmigung der Society of Thoracic Surgeons

Tipp	Abb. Nr.	Quelle
Dekortikation, Skarifizierung	1	Kremer K, Lierse W, Platzer W et al (1991) Chirurgische OP-Lehre Bd. II, Thorax. Georg Thieme Verlag, Stuttgart New York, S 266
Doppelklappenerweiterungsplastik	1, 2	Bauset R, Dagenais F (2002) Double valve replacement through an aorto-annuloatriotomy using an aortic-valved graft in a mitral position. Ann Thorac Surg 73:1986–1987, mit freundlicher Genehmigung der Society of Thoracic Surgeons
Ductus Botalli-Verschluss	1	Toda R, Moriyama Y, Yamashita M et al (2000) Operation for adult patent ductus arteriosus using cardiopulmonary bypass. Ann Thorac Surg 70:1935–1938, mit freundlicher Genehmigung der Society of Thoracic Surgeons
Eerland-Thoraxdrainage	1	Kremer K, Lierse W, Platzer W et al (1991) Chirurgische OP-Lehre Bd. II, Thorax. Georg Thieme Verlag, Stuttgart New York, S 88 (modifiziert)
Herzschrittmacherelektrodenwechsel	1	Steinberg SD, Mayer DA, Tsapogas MJ et al (2000) Pacemaker leads: a simple atraumatic method for replacing pacemaker electrodes. Ann Thorac Surg 70:1426–1428, mit freundlicher Genehmigung der Society of Thoracic Surgeons
Herztransplantation, alternative bicavale Technik	1	Tsilimingas NB (2003) Modification of bicaval anastomosis: an alternative technique for orthotopic cardiac transplantation. Ann Thorac Surg 75:1333–1334, mit freundlicher Genehmigung der Society of Thoracic Surgeons
Herztransplantation, Größenmismatch	1	Bishay ES, Smedira NG (2000) Surgical management of massive atrial size mismatch in heart transplantation. Ann Thorac Surg 69:618–620, mit freundlicher Genehmigung der Society of Thoracic Surgeons
Homograft-Autograft-Klappenhalter	1	Trivedi UH, Blauth CI (2000) Homograftautograft valve holder. Ann Thorac Surg 70:677–678, mit freundlicher Genehmigung der Society of Thoracic Surgeons

Tipp	Abb. Nr.	Quelle
Intraaortale Ballonpumpe	1	Santini F, Mazzucco A (1997) Transthoracic intraaortic counterpulsation: a simple method for balloon catheter positioning. Ann Thorac Surg 64:859–860, mit freundlicher Genehmigung der Society of Thoracic Surgeons
ITA-Schutz	1	Gillinov AM, Casselman FP, Lytle BW et al (1999) Injury to a patent left internal thoracic artery graft at coronary reoperation. Ann Thorac Surg 67:382–386, mit freundlicher Genehmigung der Society of Thoracic Surgeons
ITA-Skelettierung	1	Higami T, Kozawa S, Asada T et al (2000) Skeletonization and harvest of the internal thoracic artery with an ultrasonic scalpel. Ann Thorac Surg 70:307–308, mit freundlicher Genehmigung der Society of Thoracic Surgeons
Kanülierung, femoral	1	Smith C, Bellomo R, Raman JS et al (2001) An extracorporeal membrane oxygenation – based approach to cardiogenic shock in an older population. Ann Thorac Surg 71:1421–1427, mit freundlicher Genehmigung der Society of Thoracic Surgeons
Koronaranastomose, No touch-Technik	1, 2	Thebuchava T, von Segesser LK (1998) ‚No touch'-technique for coronary anastomosis with arterial grafts. Thorac Cardiovasc Surg 46:41–42, Georg Thieme Verlag, Stuttgart New York
Koronare Luftembolie	1	Liotta D (2000) Coronary air embolism after cardiopulmonary bypass: letter 1. Ann Thorac Surg 70:1758, mit freundlicher Genehmigung der Society of Thoracic Surgeons
Koronarfistel	1	Mavroudis C, Backer CL, Rocchini AP et al (1997) Coronary artery fistulas in infants and children: a surgical review and discussion of coil embolization. Ann Thorac Surg 63:1235–1242, mit freundlicher Genehmigung der Society of Thoracic Surgeons

Tipp	Abb. Nr.	Quelle
Koronarläsion	1	García-Rinaldi R, Soltero ER, Carballido J et al (2001) Repair of posterior coronary lacerations. Ann Thorac Surg 71:2055–2056, mit freundlicher Genehmigung der Society of Thoracic Surgeons
Koronar-reimplantation	1	Westaby S, Katsumata T, Vaccari G (1999) Coronary reimplantation in aortic root replacement: a method to avoid tension. Ann Thorac Surg 67:1176–1177, mit freundlicher Genehmigung der Society of Thoracic Surgeons
Koronarsinus-verletzung	1, 2	Economopoulos GC, Miachalis A, Palatianos GM et al (2003) Management of catheter-related injuries to the coronary sinus. Ann Thorac Surg 76:112–116, mit freundlicher Genehmigung der Society of Thoracic Surgeons
LVAD-Implantation, Kanülenfixierung	1	C. Schmid, eigene Abbbildung
LVAD-Implantation, passagere Rechtsherzunterstützung	1	Loebe M, Potapov E, Sodian R et al (2001) A safe and simple method of preserving right ventricular function during implantation of a left ventricular assist device. J Thorac Cardiovasc Surg 122:1043, mit freundlicher Genehmigung der American Association for Thoracic Surgery
LVAD-Implantation, Prävention von Blutungen	1	Schmid C, Scheld HH, Hammel D (2000) Control of perigraft bleeding during ventricular assist device implantation. Ann Thorac Surg 69:958–959, mit freundlicher Genehmigung der Society of Thoracic Surgeons
LVAD-Implantation von lateral	1, 2, 3	Tittle SL, Mandapati D, Kopf GS et al (2002) Alternative technique for implantation of left ventricular assist system: left thoracotomy for reoperative cases. Ann Thorac Surg 73:994–996, mit freundlicher Genehmigung der Society of Thoracic Surgeons

Tipp	Abb. Nr.	Quelle
MIDCAB	1, 2	Szwerc MF, Lin JC, Magovern JA (1999) Finding the LAD during MIDCAB operations. Ann Thorac Surg 68:1422–1423, mit freundlicher Genehmigung der Society of Thoracic Surgeons
Ministernotomie	1	Lichtenberg A, Klima U, Harringer W et al (2000) Mini-sternotomy for off-pump coronary artery bypass grafting. Ann Thorac Surg 69:1276–1277, mit freundlicher Genehmigung der Society of Thoracic Surgeons
	2	Ricci M, Salerno TA, Houck JP (2000) Manubrium-sparing sternotomy and off-pump coronary artery bypass grafting in patients with tracheal stoma. Ann Thorac Surg 70:679–680, mit freundlicher Genehmigung der Society of Thoracic Surgeons
Mitralklappenanulus, posteriore Verstärkung	1	Casselman FP, Gillinov AM, McDonald ML et al (1999) Use of the anterior mitral leaflet to reinforce the posterior mitral annulus after debridement of calcium. Ann Thorac Surg 68:261–262, mit freundlicher Genehmigung der Society of Thoracic Surgeons
	2	Triggiani T, Ferro O, Alfieri O (1998) Left atrial wall plication for valve replacement in extensively calcified posterior mitral annulus. Ann Thorac Surg 66:2157, mit freundlicher Genehmigung der Society of Thoracic Surgeons
Mitralklappenzugang	1	Schmid C (2002) Erwachsenenherzchirurgie. Steinkopff, Darmstadt
Niereninsuffizienz	1	Friesen RH, Campbell DN, Clarke DR et al (1997) Modified ultrafiltration attenuates dilutional coagulopathy in pediatric open heart operations. Ann Thorac Surg 64:1787–1789, mit freundlicher Genehmigung der Society of Thoracic Surgeons
Off-pump-Exposition des Herzens	1, 2	Ricci M, Karamanoukian HL, D'Ancona G et al (2000) Exposure and mechanical stabilization in off-pump coronary artery bypass grafting via sternotomy. Ann Thorac Surg 70:1736–1740, mit freundlicher Genehmigung der Society of Thoracic Surgeons

Tipp	Abb. Nr.	Quelle
Papillarmuskel-rekonstruktion	1	Fasol R, Lakew F, Pfannmüller B et al (2000) Papillary muscle repair surgery in ischemic mitral valve patients. Ann Thorac Surg 70:771–777, mit freundlicher Genehmigung der Society of Thoracic Surgeons
Perikardverschluss beim LVAD	1	Vitali E, Russo C, Tiziano C et al (2000) Modified pericardial closure technique in patients with ventricular assist device. Ann Thorac Surg 69:1278–1279, mit freundlicher Genehmigung der Society of Thoracic Surgeons
Persistierende linke obere Hohlvene	1	Mathur A, Arsiwala S, Yadav KS et al (2001) Combined transseptal superior approach to mitral valve: management of left superior vena cava. Ann Thorac Surg 72:663–664, mit freundlicher Genehmigung der Society of Thoracic Surgeons
Porzellanaorta	1	Prfti E, Frati G (2001) Inominate artery cannulation in patients with severe porcelain aorta. Ann Thorac Surg 71:399–400, mit freundlicher Genehmigung der Society of Thoracic Surgeons
Prothesen-kanülierung	1	Feindel CM, Sung Y (2002) Prosthetic aortic graft cannulation: a simple technique to secure hemostasis. Ann Thorac Surg 74:937–938, mit freundlicher Genehmigung der Society of Thoracic Surgeons
Quadranguläre Resektion, modifizierte Sliding Plasty	1	Gillinov AM, Cosgrove III DM (2001) Modified quadrangular resection for mitral valve repair. Ann Thorac Surg 72: 2153–2154, mit freundlicher Genehmigung der Society of Thoracic Surgeons
Rechtsherzeingriff, minimal-invasiver	1	Peters WS, Stevens JH, Smith JA et al (1997) Minimally invasive right heart operations: techniques for bicaval occlusion and cardioplegia. Ann Thorac Surg 64:1843–1845, mit freundlicher Genehmigung der Society of Thoracic Surgeons
Resternotomie	1	Morishita K, Kawaharada N, Fukada J et al (2003) Three or more median sternotomies for patients with valve disease: role of computed tomography. Ann Thorac Surg 75:1476–1480, mit freundlicher Genehmigung der Society of Thoracic Surgeons

Tipp	Abb. Nr.	Quelle
RV-Eröffnung bei RIVA-Präparation	1, 2	Tovar EA, Borsari A, Landa DW et al (1997) Ventriculotomy repair during revascularization of intracavitary anterior descending coronary arteries. Ann Thorac Surg 64:1194–1196, mit freundlicher Genehmigung der Society of Thoracic Surgeons
Sternumrefixation	1	Robicsek F, Fokin A, Cook J et al (2000) Sternal instability after midline sternotomy. Thorac Cardiovasc Surg 48:1–8, Georg Thieme Verlag, Stuttgart New York
T-Graft	1	Caralps JM (1999) Improved surgical field for composite arterial grafts. Ann Thorac Surg 68:1424–1425, mit freundlicher Genehmigung der Society of Thoracic Surgeons
Thoraxfenster	1	Kremer K, Lierse W, Platzer W et al (1991) Chirurgische OP-Lehre Bd. II, Thorax. Georg Thieme Verlag, Stuttgart New York, S 268
Venenentnahme, minimal-invasiv	1	Slaughter MS, Gerchar DC, Pappas PS (1998) Modified minimally invasive technique for greater saphenous vein harvesting. Ann Thorac Surg 65:571–572, mit freundlicher Genehmigung der Society of Thoracic Surgeons
Vorhofmyxom, biatrialer Zugang	1	Massetti M, Babatasi G, Le Page O et al (1998) Modified biatrial approach for the extensive resection of left atrial myxomas. Ann Thorac Surg 66:275–276, mit freundlicher Genehmigung der Society of Thoracic Surgeons
Wundinfektion sternal, Behandlung	1	Fleck TM, Fleck M, Moidl R et al (2002) The vacuum-assisted closure system for the treatment of deep sternal wound infections after cardiac surgery. Ann Thorac Surg 74:1596–1600, mit freundlicher Genehmigung der Society of Thoracic Surgeons
Wundinfektion sternal, Prävention	1	Lamm P, Gödje OL, Lange T et al (1999) Reduction of wound healing problems after median sternotomy by use of retention sutures. Ann Thorac Surg 66:2125–2126, mit freundlicher Genehmigung der Society of Thoracic Surgeons

Falls erforderlich wurden die Beschriftungen und die Legenden der Abbildungen vom Autor übersetzt, ohne Überprüfung der zuständigen Verlage vor Drucklegung.

Stichwortverzeichnis

A

A. thoracica interna (LITA) 84, 86, 94
Adhäsiolyse 157
Adhäsionen, arteriobronchiale 164
Antikoagulation 66
Aorta ascendens 158
Aortenaneurysma 6, 8, 23, 27, 178, 206
Aortenanulus 18, 21
Aortenbasis 8, 12
Aortenbogenaneurysma 15
Aortendissektion 178
Aortenersatz 6, 15
Aortenklappenanulus 56
Aortenklappenersatz 12, 18, 21, 23, 25, 27, 30, 56, 78, 162
Aortenklappenrekonstruktion 8
Aortenwurzelersatz 27, 102
Aortotomie 25
Apoplex 46
AV-Block 68
AV-Überleitungsstörung 32

B

Blutstillung, thermische 33
Blutung 119
Bronchuspräparation 80
Bronchusstumpfinsuffizienz 35, 39, 43, 65, 191
Bronchusverschluss 35, 39, 43
Brustwandinstabilität 174
Bypass-Chirurgie 125, 127
Bypassgefäße 3
Bypassoperation, aortokoronare 84, 86, 92, 94, 96, 98, 100, 137, 143, 181, 194, 197, 199, 202, 204
Bypassoperation, koronare 141, 172

C

Carotisstenose 46

D

Dacronprothese 6, 160
Dekortikation 52
Doppellumentubus 65
Drainagekanalverschluss 186
Ductus arteriosus 59

E

Elektrodenfehlfunktion 70
Entlüftung (Deairing) 63
Erregungsausbreitungsstörung 68

F

Femoralarterie 90

G

Gefäßschwiele 164

H

Halteapparat, subvalvulärer 133
Heparin 66
Herz-Lungen-Maschine 88, 90, 152, 160, 178
Herzinsuffizienz 32
Herzklappe 162
Herzklappenersatz 168
Herzrhythmusstörungen 199
Herzschrittmacher 32, 70
Herztransplantation 72, 74, 76
Hilusmobilität 110

Hohlvene, obere 152
Homograft 12, 78, 102

I

IABP 82
Interlobärspalt 148

K

Kaliber 188
Kanüle 115
Kanülierung 88, 90, 152, 158, 178
Kardioplegie 76
Klappenersatz 63
Koronarchirurgie 3
Koronare Herzerkrankung 84, 86, 92, 94, 96, 100, 125, 127, 137, 141, 143, 172, 181, 194, 197, 202, 204
Koronarfistel 98
Koronarsinus 104
Koronarsinuskatheter 104
Kreislaufstillstand 206
Kreislaufunterstützung 82
Kreislaufunterstützung, mechanische 112, 115, 117, 119, 150

L

LA-Druck 107
Lappengrenzen 80
Low Output 82
Lungenmobilisation 108
LV-Funktion 107
LVAD 112, 115, 117

M

Magensonde 144
Mediastinotomie 124
Minimal-invasive Chirurgie (MIC) 143, 168
Minimal-invasive Herzchirurgie 141

Mitralanulus 56
Mitralinsuffizienz 1, 146
Mitralklappenersatz 56, 130, 133, 135, 162
Mitralklappeninsuffizienz 48
Mitralklappenrekonstruktion 48, 166
Mitralrekonstruktion 1, 146
Myxom, Herztumor 200

N

Nahtversorgung 186

O

Off-pump 143
Off-pump-Technik 125, 127
Operationstrauma 183
Ösophagusläsion 144

P

Parenchymbrücke 80
Parenchymfistel 54
Parenchymläsion 52
PCW-Druck 107
Perikostalnähte 185
Pleuraempyem 108, 191
Pleurodese 154
Poudrage 154
Pulmonalklappenersatz 78

R

Radialarterie 3
Rechtsherzversagen 117
Reoperation 150, 170
Repleuralisierung 185
Resthöhle, postoperative 108
Restriktion 54
Revaskularisation, arterielle 181, 194
Rippensperrerfrakturen 174
Risikominimierung 121

S

Schenkelblock 32
Schwartenbezirke 54
Segmentarterienpräparation 148
Serratusmuskulatur 183
Shunt, arteriovenöser 98
Shunt-Vitium, angeborenes 59
Spenderorgan 74, 76
Sternotomie 170
Sternuminstabilität 176

T

T-Graft, LITA 181
Thorakoplastik 108
Thorakotomie 112
Trokarplatzierung, MIC 195
Typ A-Dissektion 206

U

Überdruckbeatmung 52
Überprüfung, intraperikardial 110
Übersicht 183
Übersicht, intraoperative 33
Ursachen 50

V

VAD 119, 150
Vena saphena magna 197
Venenbypass 92
Ventrikelstimulation 68
Verlegung 188
Versorgung 50
Verwachsungen 157
Vorhofflimmern 199

W

Weichteiltrauma 174
Wundinfektion 202, 204

Z

Zirkulation, extrakorporale 46, 66, 88, 90, 152, 158, 160, 178
Zugang 124
Zugangsweg 121